HANDBUCH KUR

Hinweis: Die in diesem Buch enthaltenen Informationen entsprechen dem Wissensstand Mai 2010. Informationen die Gesundheit betreffend können einen Arztbesuch nicht ersetzen. Änderungen und Druckfehler vorbehalten. Alle Angaben ohne Gewähr.

DR. MED. RUDOLF MÜLLER
DR. MED. GÜNTHER WIESINGER

HANDBUCH KUR

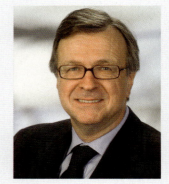

Prof. Dr. med. Rudolf Müller
ist Facharzt für Innere Medizin
und Chefarzt der Pensionsversicherungsanstalt.

Liebe Leserinnen und Leser,

Gesundheit ist unser wichtigstes Gut. Untrennbar mit ihr verknüpft ist unser körperliches und seelisches Wohlbefinden, das sofort merkbar eingeschränkt ist, sobald wir krank werden oder chronische Leiden entwickeln. Krankheiten belasten nicht nur unseren Körper und unsere Seele, sondern auch unsere Leistungsfähigkeit, unsere Familie und unser Umfeld. Die Gesundheit liegt daher nicht nur jedem Einzelnen von uns am Herzen, sondern auch der Gesellschaft als solcher.

Österreich verfügt über eines der besten Gesundheitssysteme der Welt. Zu den Gesundheitsleistungen der österreichischen Sozialversicherung zählt neben der medizinischen Versorgung durch Ärzte und Spitäler auch die Behandlung unterschiedlicher Erkrankungen im Zuge eines Kuraufenthaltes. Darüber hinaus werden Kuraufenthalte auch als private Gesundheitsvorsorge des Einzelnen in Anspruch genommen.

Die Kur hat hierzulande eine lange Tradition: Die heimischen Bäder und Kurorte sind seit Jahrhunderten – von der Römerzeit über die Kaiserzeit bis heute – Mittelpunkt einer Heilkunde, die sich die natürlichen, wirkungsvollen Heilvorkommen wie Thermalwasser, Heilschlamm oder Sole zunutze macht. Die moderne Kurmedizin setzt heute auf einen Mix aus diesen langbewährten Heilverfahren und spezifischen Behandlungsmethoden aus den unterschiedlichen medizinischen Fachbereichen. Zur Anwendung kommt sie in erstklassigen Kureinrichtungen, die hinsichtlich Betreuung, Komfort und gesunden Essens einen hohen Qualitätsstandard garantieren.

VORWORT

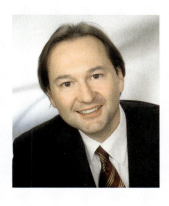

Univ.-Prof. Dr. med. Günther Wiesinger
*ist Facharzt für Physikalische Medizin
und Präsident der Österreichischen Gesellschaft
für Physikalische Medizin und Rehabilitation.*

Ziel jeder Kur ist es, krankheitsbedingte Beschwerden des Patienten zu lindern bzw. die Gesundheit wiederherzustellen. Die Kur ist sozusagen ein „Gesundheitsvertrag" zwischen Sozialversicherung, Kureinrichtung und Kurpatient: Die österreichische Sozialversicherung ermöglicht und bewilligt den Aufenthalt, die Kureinrichtung stellt die medizinischen Behandlungen zur Verfügung und der Kurpatient erklärt sich bereit, sich aktiv und nachhaltig um seine Gesundheit zu kümmern.

Auch wenn die Behandlung von Krankheiten und die Wiedererlangung der Gesundheit wesentliche Merkmale jedes Kuraufenthaltes sind, verfolgen die Sozialversicherung, die Kurärzte und Therapeuten einen ganzheitlichen Ansatz: Oft sind ein ungesunder Lebensstil, zu wenig Bewegung, seelische Belastungen etc. Ursache für Beschwerden und Krankheiten. Deshalb bietet eine Kur viele Möglichkeiten, seinen Lebensstil zu verbessern – auch über den Aufenthalt hinaus.

Dieses Buch soll Sie auf Ihrem Weg vom Kurantrag bis zur Kur und in der Zeit nach der Kur begleiten und beraten und bietet Ihnen viele nützliche Informationen, wie Sie Ihre Gesundheit langfristig und nachhaltig erhalten können.

Wir wünschen Ihnen viel Erfolg!

Rudolf Müller   Günther Wiesinger

Inhalt

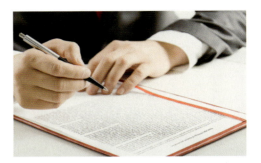

09 TEIL 1 – VOR DER KUR

10 KUR ALLGEMEIN

10 Begriffsbestimmungen
11 Zahlen & Fakten zum Thema Kur
12 Kur als Gesundheitsfaktor
12 Kur als Wirtschaftsfaktor
12 Welche Krankheitsbilder werden behandelt?
14 Wohin mit welchem Leiden?

16 DER KURANTRAG

16 Was genau kann beantragt werden?
17 Zwei Kuren in fünf Jahren
17 Wer ist berechtigt und welche Versicherung ist zuständig?
17 Diagnose
18 Antrag stellen
23 Bewilligung bzw. Ablehnung
23 Wunscheinrichtung und Unterbringung

24 ARBEITSRECHTLICHE ASPEKTE

24 Urlaub oder Krankenstand?
25 Rechte und Pflichten des Arbeitnehmers
25 Rechte und Pflichten des Arbeitgebers

26 FINANZIELLE ASPEKTE

26 Was ist ein Kuraufenthalt wert?
27 Selbstbehalt und Ausnahmen
27 „Taschengeld"

29 TEIL 2 – WÄHREND DER KUR

30 LEISTUNGSPROFIL UND QUALITÄTSSTANDARD

30 Qualität in der Sozialversicherung
31 Natürliche Heilvorkommen
32 Welche Heilmittel helfen bei welchen Beschwerden?
34 Medizinisches Leistungsprofil
35 Ärztliche Ausbildung
36 Hotelausstattung
37 Zusatzangebote
37 Qualitätskontrollen

38 VERHALTEN WÄHREND DER KUR

39 Mit der richtigen Einstellung zur Kur
39 Der Therapieplan
41 Therapieumfang
41 Aktivierung, Prävention und Lebensstiländerung
42 Die wichtigsten Anwendungen im Überblick

INHALT

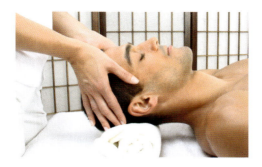
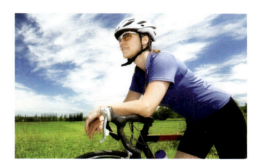

44 Therapien regelmäßig wahrnehmen
44 Ruhezeiten einhalten
44 Schulung
46 Ernährung und Ernährungsbewusstsein
47 Rauchentwöhnung
47 Bewegung
49 Stressmanagement
49 Ärztliches Abschlussgespräch

51 TEIL 3 – NACH DER KUR

52 WIEDER ZU HAUSE

52 Erlerntes umsetzen
52 Rauchstopp

54 GESUNDE ERNÄHRUNG

54 Grundlagen einer gesunden Ernährung
60 Ernährung und Gewicht
64 100 kcal sind …
68 So sparen Sie Fett
70 Mahlzeiten im Vergleich
74 Zucker- und Kaloriengehalt von Getränken

76 BEWEGUNG

76 Grundlagen einer gesunden Bewegung
79 Bewegung und Gewicht
80 Sportarten und Kalorienverbrauch
82 Die „besten" Sportarten

86 STRESSMANAGEMENT

86 Stress erkennen und Burn-out vermeiden
87 Körperliche und psychische Auswirkungen von Stress
88 Test: Wie stressanfällig sind Sie?
89 Mit Ernährung und Bewegung gegen den Stress

91 ANHANG

92 Adressen

93 REZEPTE

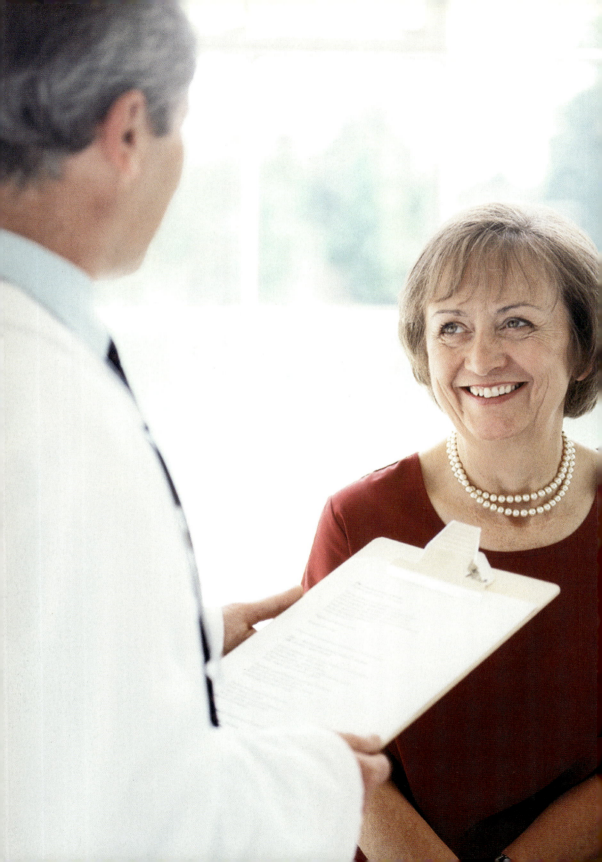

TEIL 1
Vor der Kur

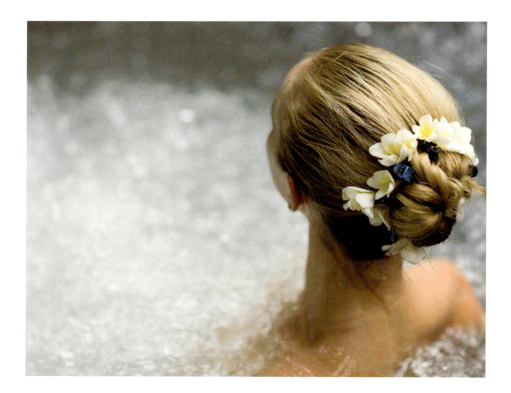

Kur allgemein

Begriffsbestimmungen

Unter **Kur** versteht man eine medizinische Maßnahme zur Behandlung von Krankheiten, wobei in erster Linie **natürliche Heilvorkommen** eines Kurortes (z. B. Thermalwasser, Heilschlamm, Heilklima) zum Einsatz kommen. Zusätzlich werden die Kurpatienten mit weiteren, nicht medikamentösen Methoden behandelt: Gymnastik, Massagen, Diät und gesundheitsbezogene Beratung.

Ein **Kuraufenthalt** soll drei Wochen betragen und möglichst in einem Kurort stattfinden. Dieser Ort sollte nicht in der Nähe des Wohnortes liegen, damit keine der sonst üblichen Aufgaben aus dem Arbeits- oder Alltagsbereich anfallen und der Kurpatient sich voll und ganz auf seine Genesung konzentrieren kann.

Ist ein Kuraufenthalt medizinisch notwendig, kann er von der **Sozialversicherung** im Ausmaß von **drei Wochen** (bei Hauterkrankungen vier Wochen) bewilligt werden (mehr dazu später). Der Kuraufenthalt ist aus Sicht der Sozialversicherung eine **Vorsorgemaßnahme** und dient dazu, bei Berufstätigen die Erwerbsfähigkeit zu erhalten und Krankenstände zu reduzieren. Bei Pensionisten dient die Kur dazu, Pflegebedürftigkeit zu vermeiden bzw. zu verbessern. Anders bei der **medizinischen Rehabilitation**: Sie wird nach einer schweren Erkrankung oder nach einem operativen Eingriff bewilligt, damit der Betroffene seine Erwerbsfähigkeit wiedererlangt und seinem normalen Leben ohne Betreuung und Hilfe nachgehen kann.

Zahlen & Fakten zum Thema Kur

ANZAHL DER KURAUFENTHALTE IM RAHMEN DER SOZIALVERSICHERUNG IM JAHR 2008

	Kuraufenthalte
Eigene Einrichtungen der Sozialversicherung	26.492
Vertragseinrichtungen	96.723
Ausland	1.012
Kuraufenthalte gesamt	**124.227**

ANZAHL DER PATIENTEN DER PVA IM JAHR 2007 (KUR UND REHABILITATION)

	In Einrichtungen der PVA	In Vertrags- und anderen Einrichtungen
Erkrankungen des Stütz- und Bewegungsapparates	15.411	92.116
Herz-Kreislauf-Erkrankungen	9.555	3.617
Neurologische Erkrankungen	1.676	7.290
Atemwegserkrankungen	2.301	1.503
Stoffwechselerkrankungen mit Schwerpunkt Diabetes mellitus, gastrointestinale Erkrankungen	4.422	1.672
Sonstige Erkrankungen		2.461
Summe der Patienten	**33.365**	**108.659**

Kur als Gesundheitsfaktor

Die Kur ist eine sehr erfolgversprechende gesundheitliche Vorsorgemaßnahme. Untersuchungen der Versicherungsträger bestätigen, dass die Krankenstandstage im Zeitraum eines Jahres nach der Kur abnehmen. Der Erfolg der Kurbehandlung ist bei den Personen unter 50 Jahren am deutlichsten. Besonders positiv auf die Krankenstände wirken sich Kuren bei Stoffwechselerkrankungen, Erkrankungen der gesamten Wirbelsäule sowie Knie- und Hüftbeschwerden aus. Weiters belegen Studien, dass Schmerzen reduziert werden und dass es positive Effekte auf Risikofaktoren wie Bluthochdruck, erhöhten Cholesterinspiegel, Stress, einzelne Blutgerinnungsfaktoren sowie Depressionen gibt.

Kur als Wirtschaftsfaktor

In Österreich gibt es etwa 400 bis 500 Kurbetriebe mit ca. 25.000 bis 30.000 Beschäftigten in etwa 75 Kurorten. Die Kurbetriebe, Mitglieder der Wirtschaftskammer Österreich, verwerten das natürliche Heilvorkommen (Heilwasser, Heilschlamm oder diverse Heilfaktoren, wie Luft und Klima).

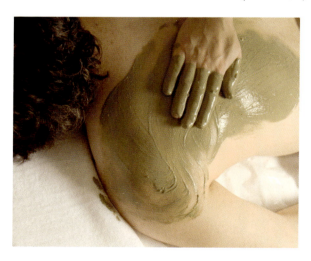

Viele Gäste kommen über die Zuweisung der Sozialversicherung, der Anteil der Privatgäste steigt jedoch ständig. Die Zahl der jährlichen Nächtigungen aus dem Kurtourismus liegt insgesamt bei rund 18 Millionen. Gerade in strukturschwachen Regionen ist die Kur ein wichtiger Wirtschaftsfaktor und sichert zahlreiche Arbeitsplätze für die einheimische Bevölkerung.

Welche Krankheitsbilder werden behandelt?

Wie bereits erwähnt, werden bei Kuraufenthalten bestimmte Heilverfahren angewendet, die die Gesundheit des Kurpatienten verbessern sollen. Medizinische Voraussetzungen sind **organische Leiden**, die zu Funktionseinschränkungen geführt haben. Diese sollen gelindert oder behoben werden.

Die Krankheitsbilder, die im Rahmen einer von der Sozialversicherung bewilligten Kur behandelt werden, betreffen folgende **fünf Fachbereiche**:

Stütz- und Bewegungsapparat
- Degenerative und entzündliche Erkrankungen des Stütz- und Bewegungsapparates
- Mitbeteiligung des Stütz- und Bewegungsapparates bei entzündlichen Muskel- und Gelenkserkrankungen sowie bei Speicher- und Stoffwechselerkrankungen (z. B. Gicht)
- Funktionseinschränkungen nach bestimmten operativen Eingriffen (z. B. Gelenks- oder Wirbelsäulenoperation) oder nach sonstigen Schädigungen (z. B. Kinderlähmung, Unfall)

Stoffwechsel
- Metabolisches Syndrom (Übergewicht, erhöhte Blutfettwerte, Bluthochdruck; BMI bis maximal 39) nach der Definition der International Diabetes Foundation IDF (2005), sofern kein manifester Diabetes mellitus (Zuckerkrankheit) vorliegt

Atemwegserkrankungen
- Chronisch obstruktive Atemwegserkrankung (COPD): Schweregrad GOLD-Stadium I
- Asthma bronchiale

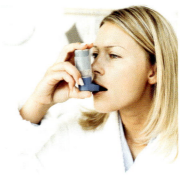

Hauterkrankungen
- Psoriasis vulgaris (Schuppenflechte)
- Neurodermitis / Atopisches Ekzem
- Ekzeme anderen Ursprungs
- Prinzipiell jede auf Lichttherapie ansprechende Hauterkrankung (z. B. Lichen ruber planus, Granuloma anulare, Sklerodermia circumscripta, Prurigoerkrankungen)

Gefäßerkrankungen
- Periphere arterielle Verschlusskrankheit Stadium I und II
- Störungen der Mikrozirkulation als Folge von Angiopathien (z. B. diabetische Angiopathie)
- Morbus Raynaud

VOR DER KUR

Wohin mit welchem Leiden?

PLZ	Ort	Stütz- und Bewegungsapparat	Stoffwechsel	Atemwegserkrankungen	Hauterkrankungen	Gefäße / Herz-Kreislauf	Akrato- und Mineraltherme	Eisenhaltige Wässer	Kohlensäuregas	Mineral(thermal)säuerlinge	Peloide (Moor, Schlamm, Erde)	Radonhaltige Wässer	Schwefelwässer & -thermen	Solen & Thermalsolen	Sulfatwässer	Heilstollen	Heilklima	Luftkurort
8623	Aflenz Kurort	x	x														x	x
2534	Alland	x	x															x
8990	Bad Aussee	x	x														x	x
9530	Bad Bleiberg	x		x	x		x									x		
2405	Bad Deutsch Altenburg	x				x								x	x			
9135	Bad Eisenkappel	x		x	x				x	x								
5640	Bad Gastein	x									x	x				x		x
8344	Bad Gleichenberg	x		x					x	x	x							
4822	Bad Goisern	x											x					
3972	Bad Großpertholz	x																x
4540	Bad Hall	x		x		x								x				
6323	Bad Häring	x											x			x		
5630	Bad Hofgastein	x										x	x	x				
4820	Bad Ischl	x		x							x		x	x	x			
4190	Bad Leonfelden	x		x							x						x	
8983	Bad Mitterndorf	x	x			x	x											
8490	Bad Radkersburg	x					x											
7202	Bad Sauerbrunn	x					x	x	x	x								
4701	Bad Schallerbach	x				x							x					
2853	Bad Schönau	x				x				x			x					
9462	Bad St. Leonhard	x								x			x					
7431	Bad Tatzmannsdorf	x	x			x	x		x	x	x							

VOR DER KUR

PLZ	Ort	1	2	3	4	5	6	7	8	9	10	11	12	13
5424	Bad Vigaun													x
2540	Bad Vöslau									x				x
8271	Bad Waltersdorf									x				x
4654	Bad Wimsbach-Neydharting					x								x
4283	Bad Zell						x							x
2500	Baden	x												x
2673	Breitenstein									x				x
8130	Frohnleiten													x
6793	Gaschurn								x	x				x
2840	Grimmenstein							x						x
8962	Gröbming									x				x
3920	Groß Gerungs								x					
5422	Bad Dürrnberg				x	x		x	x					x
3945	Hoheneich							x						x
3171	Kleinzell				x									x
8580	Köflach								x					x
2381	Laab im Walde													x
9322	Micheldorf					x		x	x					x
3970	Moorbad Harbach							x						x
8762	Oberzeiring													x
3631	Ottenschlag			x		x								x
5760	Saalfelden					x								x
8541	Schwanberg					x								x
4880	St. Georgen/Attergau								x					x
9412	St. Margarethen/Lavanttal					x			x					x
5350	Strobl	x				x								x
3632	Traunstein					x		x						x
9330	Treibach-Althofen													x
9504	Villach/Warmbad Villach				x				x					x
9622	Weißbriach							x						x
3335	Weyer													x
9323	Wildbad													x
4580	Windischgarsten	x												x

HANDBUCH KUR | **15**

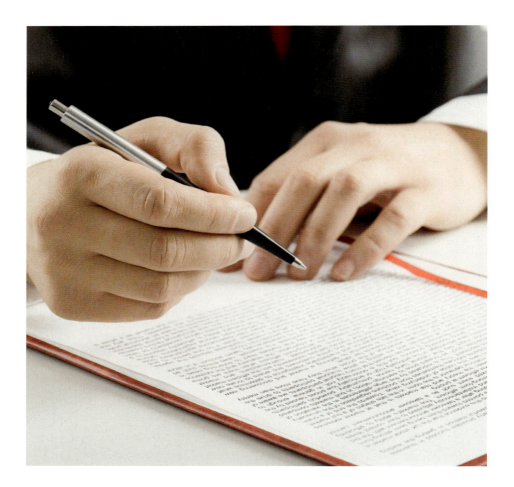

Der Kurantrag

Was genau kann beantragt werden?

Es gibt zwei Möglichkeiten, finanzielle Unterstützungen für seinen Kuraufenthalt zu bekommen:

1. Sie beantragen einen **Kuraufenthalt**, dessen Kosten – bis auf einen Selbstbehalt (siehe S. 27) – Ihre Sozialversicherung übernimmt.
2. Sie beantragen einen **Kurkostenzuschuss** für einen Aufenthalt in einer Kuranstalt oder einem Kurort, den Sie zunächst selbst bezahlen.

Zwei Kuren in fünf Jahren

Grundsätzlich gilt: Innerhalb von **fünf Jahren** können **zwei Kuraufenthalte** bei der Sozialversicherung beantragt und in Anspruch genommen werden. Ein Antrag auf einen dritten bzw. weiteren Kuraufenthalt kann erst dann wieder gestellt werden, wenn seit dem **Antrittstag des vorletzten Kuraufenthaltes** fünf Jahre verstrichen sind.

Ein **Kurkostenzuschuss** muss vor dem geplanten Kurantritt beantragt werden, er kann nicht erst nach einer bereits erfolgten Kur genehmigt werden. Der Zuschuss wird in der Regel für eine Aufenthaltsdauer von zwei bis drei Wochen gewährt, sofern eine medizinische Notwendigkeit gegeben ist. Interessant ist diese Möglichkeit für Personen, die bei der Wahl des Kurortes, des Kurhotels und des Termins möglichst unabhängig sein möchten. Ein Kurkostenzuschuss kann ebenfalls nur zweimal in fünf Jahren beantragt werden.

Wer ist berechtigt und welche Versicherung ist zuständig?

Anspruchsberechtigt sind prinzipiell alle **Pensionsversicherten**, **Krankenversicherten** und **Pensionsbezieher**. Folgende Versicherungen sind zuständig: für Arbeiter und Angestellte die Pensionsversicherungsanstalt (PVA), für Selbstständige die Sozialversicherung der gewerblichen Wirtschaft (SVA), für Beamte die Versicherungsanstalt öffentlicher Bediensteter (BVA), für Bauern die Sozialversicherungsanstalt der Bauern (SVB), für Eisenbahner die Versicherungsanstalt für Eisenbahnen und Bergbau (VAEB) und für Landesbedienstete die Krankenfürsorgeanstalt (KFA). Die Adressen finden Sie im Anhang. Für mitversicherte Angehörige und freiwillig Versicherte ist in der Regel die jeweilige Krankenversicherung zuständig.

Diagnose

Wer zur Kur fahren und dafür die Leistungen der Sozialversicherung in Anspruch nehmen will, kann über seinen **behandelnden Arzt** den Kuraufenthalt oder einen Kurkostenzuschuss beantragen.

Voraussetzung für einen Kuraufenthalt bzw. einen Kurkostenzuschuss ist eines der bereits erwähnten Krankheitsbilder. Wenn Sie eines dieser Leiden aufweisen, besprechen Sie mit Ihrem Arzt des Vertrauens, ob dafür eine Kur infrage kommt. Er wird gegebenenfalls die notwendigen Untersuchungen durchführen bzw. Sie an einen Facharzt überweisen. Entscheidend ist eine möglichst genaue Diagnose mit daraus resultierenden Einschränkungen, denn diese ist die Grundlage für die Bewilligung des Kurantrages.

Antrag stellen

Den Antrag stellt der oder die Versicherte bzw. der Pensionist oder die Pensionistin. Das Formular dafür ist im Internet z. B. auf der Homepage der Pensionsversicherungsanstalt PVA (www.pensionsversicherung.at unter dem Punkt „Anträge und Formulare") bzw. direkt bei den Dienststellen Ihrer Pensionsversicherung erhältlich. Vom behandelnden Arzt ist die **„ärztliche Stellungnahme"** auszufüllen. Sie umfasst die Kranken- bzw. Vorgeschichte des Patienten, die Diagnose sowie die Befunde. Er schlägt auch die notwendigen medizinischen Maßnahmen und den Kurort bzw. die Wunscheinrichtung vor. Es ist daher sehr sinnvoll, sich bereits im Vorfeld über die geeigneten Kurorte zu informieren, denn die genannte Wunscheinrichtung wird, wenn möglich, berücksichtigt (dazu später). Grundsätzlich gilt: Je ausführlicher und nachvollziehbarer die ärztliche Stellungnahme erfolgt, umso rascher kann seitens des Versicherungsträgers eine Entscheidung getroffen werden. Vor allem die für das Heilverfahren maßgeblichen körperlichen Funktionseinschränkungen sollten möglichst detailliert angegeben werden.

Ein Kurkostenzuschuss wird ebenfalls mittels dieses Formulars beantragt. Ihr Arzt ist Ihnen dabei gerne behilflich.

Die personenbezogenen Daten füllt der Antragsteller selbst aus. Danach reicht man den Kurantrag bei der Kranken- oder Pensionsversicherung ein (per Post schicken oder bei einer Dienststelle abgeben, siehe dazu die Adressen im Anhang).

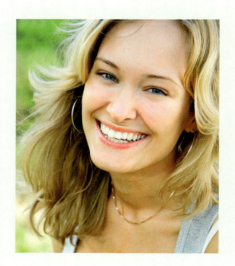

PRIVAT ZUR KUR

Die meisten Kureinrichtungen bieten Pauschalkuren mit unterschiedlichen Packages an. Bei vielen privaten Kranken(zusatz)versicherungen gibt es dafür verschiedene Möglichkeiten der finanziellen Unterstützung. Die Zahl der privaten Kurgäste steigt ständig, nicht zuletzt deshalb, weil die Privatkur sehr flexibel und individuell gestaltbar ist. Man kann Termin, Aufenthaltsdauer, Kurhotel, Behandlungsschwerpunkte etc. frei wählen.

VOR DER KUR

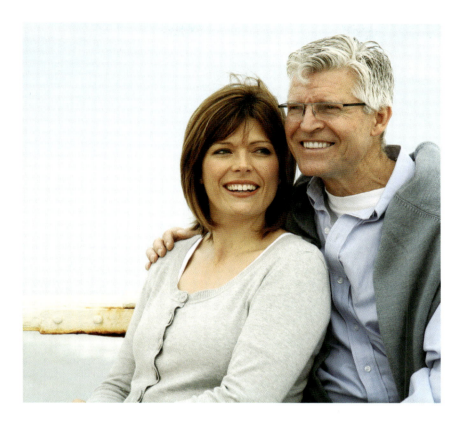

GEMEINSAM MIT DEM PARTNER ZUR KUR

Wenn Sie gerne zu zweit zur Kur möchten, haben Sie folgende Möglichkeiten:

▶ Beide reichen einen Kurantrag ein und geben dieselbe Wunscheinrichtung an. Werden beide Kuren wie beantragt bewilligt, vereinbaren Sie mit der Kureinrichtung denselben Termin mit Unterbringung im Doppelzimmer.

▶ Ein Partner macht eine bewilligte Kur, der andere reist privat mit. Erkundigen Sie sich in der Kureinrichtung über spezielle Partnerangebote.

▶ Ein Partner macht eine bewilligte Kur, der andere kommt über das Wochenende zu Besuch. Auch hier bieten die meisten Kureinrichtungen passende Angebote an.

▶ Beide Partner absolvieren einen privaten Kuraufenthalt.

VOR DER KUR

Antrag auf Rehabilitations-, Kur- bzw. Erholungsaufenthalt

Von dem/der Versicherten (Antragsteller/in) in allen Teilen auszufüllen
Zutreffende Felder bitte ankreuzen ☒
Zuständige(r) Krankenversicherungsträger (Anstalt):

Raum für Posteingangsstempel

Familienname(n)	Vorname(n)	Versicherungsnummer
Patient(in)		Lfd. Nr. / Tag / Monat / Jahr

Anschrift

| Versicherte(r) (Nur auszufüllen, wenn Patient(in) ein(e) Angehörige(r) ist) | | Lfd. Nr. / Tag / Monat / Jahr |

Versicherte(r) beschäftigt bei (Dienstgeber(in), Dienstort, Tel. Nr.)

Angaben des (der) Versicherten:

Familienstand: _____ Telefon Nr.: _____

Anschrift: _____

Versichert als ☐ Arbeiter(in) ☐ Angestellte(r)
bzw. bei ☐ VA öffentlich Bediensteter
☐ VA d. österr. Eisenbahnen -
Mitgliedsnummer ☐☐☐☐☐☐
(Bitte Einkommensnachweis beilegen!)

☐ _____

Selbständig erwerbstätig als _____
Leisten Sie Nachtschicht(schwer)arbeit ☐ nein ☐ ja

Beziehen Sie Leistungen	nein	ja	
a) aus der Pensionsversicherung	☐	☐	Pensionsversicherungsträger _____
b) aus der Arbeitslosenversicherung	☐	☐	Geschäftsstelle des AMS _____
c) aus der Unfallversicherung	☐	☐	Anstalt _____
d) vom Bundesamt für Soziales und Behindertenwesen	☐	☐	
e) von einem Sozialhilfeträger	☐	☐	
f) aus einem öffentlich-rechtlichen Dienstverhältnis (Ruhebezug etc.)	☐	☐	Von welcher Stelle _____
Haben Sie einen Pensions-(Renten-)antrag gestellt	☐	☐	Bei welcher Anstalt _____
Sind Sie in der Pensionsversicherung freiwillig versichert	☐	☐	Bei welcher Anstalt _____
Beziehen Sie Pflegegeld	☐	☐	Von welcher Anstalt _____ Welche Stufe ____

Zusatzangaben Nur auszufüllen, wenn der Antrag für eine(n) Angehörige(n) gestellt wird:

Verwandtschaftsverhältnis _____ zuletzt beschäftigt bis _____

Beziehen Sie eine Pension	nein ☐ ja ☐	Von welcher Anstalt _____
Sind Sie in der Pensionsversicherung freiwillig versichert	nein ☐ ja ☐	Bei welcher Anstalt _____
Sind Sie pensions- oder unfallversichert	nein ☐ ja ☐	Bei welcher Anstalt _____
Beziehen Sie Pflegegeld	nein ☐ ja ☐	Von welcher Stelle _____ Welche Stufe ____

Haben Sie in den letzten fünf Jahren Rehabilitations-, Kur-, Land-, Erholungsaufenthalte mit Kostenbeteiligung eines Versicherungsträgers konsumiert?
nein ☐ ja ☐ Wann _____ Wo _____
Wann _____ Wo _____

Datum, Unterschrift des/der Versicherten (Antragstellers/Antragstellerin)

Anmerkungen des Versicherungsträgers
Entsendung bzw. Zuschüsse in den letzten 5 Kalenderjahren vor der Antragstellung

Jahr	vom - bis	Kur- oder Aufenthaltsort (Anstalt)

Datum und Namensstempel des/der Bearbeiters/Bearbeiterin

HV-KUR1/3.01

VOR DER KUR

Ärztliche Stellungnahme

Zutreffende Felder bitte ankreuzen ☒

für _____ Familienname(n) _____ Vorname(n) _____ Geburtsjahr _____ ☐ männlich ☐ weiblich

Aktuelle Vorgeschichte - soweit antragsrelevant
(Beginn, Arbeitsunfall, Berufserkrankung, Privatunfall, Vorbehandlung sowie Spitalsaufenthalte und Operationen mit **Datumsangabe**)

Antragsrelevante Diagnose

Befunde (allenfalls als Beilage angeschlossen)   Größe _____ Gewicht _____ RR _____
a) maßgebliche Befunde und Funktionseinschränkungen für das vorzuschlagende Verfahren

b) andere wichtige Hinweise (zur Kurfähigkeit bzw. Heimfähigkeit)
(Nebenerkrankungen z.B. Diabetes, TBC, Herz-Kreislauferkrankungen, Geisteskrankheiten, HIV, Sucht, ansteckende Krankheiten, andere; medikamentöse Behandlung)

Vorgeschlagen wird
- ☐ Rehabilitation
- ☐ Kurheilverfahren
- ☐ Erholung
- ☐ Genesung
- ☐ Landaufenthalt

für
- ☐ Atemwegserkrankungen
- ☐ Herz-/Kreislauf
- ☐ Bewegungs-/Stützapparat
- ☐ Neurol. Formenkreis
- ☐ Rheumat. Formenkreis
- ☐ Stoffwechselerkrankungen
- ☐ Hauterkrankungen
- ☐ Sonstige _____

in _____

Hinweis:
Der vorgeschlagene Ort wird nach Möglichkeit berücksichtigt; medizinische Notwendigkeiten sind jedoch vorrangig.

Begründung für die vorgeschlagene Maßnahme (Berufsbild, medizinische, berufliche oder soziale Zielsetzung)

Patient(in)
ist heimfähig nein ☐ ja ☐   ist kurfähig nein ☐ ja ☐   benötigt Diät nein ☐ ja ☐   Art _____

ist gehfähig nein ☐ ja ☐   mit Hilfsmittel nein ☐ ja ☐   Rollstuhl nein ☐ ja ☐

benötigt Begleitperson nein ☐ ja ☐   für die Anreise ☐   für den Aufenthalt ☐
benötigt fremde Hilfe (waschen, anziehen usw.) nein ☐ ja ☐
benötigt Transport   nein ☐ ja ☐
Rettungswagen mit Sanitäter (liegend oder mit Tragsessel) ☐
Ambulanzwagen (ohne Sanitäter) ☐
Sonstiges (priv. PKW, Taxi) _____ ☐

Datum, Unterschrift und Stempel des/der Arztes/Ärztin bzw. der Krankenanstalt

Erledigung des Versicherungsträgers

	ja	nein	Begründung
Rehabilitation	☐	☐	
Kurheilverfahren	☐	☐	
Erholung	☐	☐	
Genesung	☐	☐	
Landaufenthalt	☐	☐	
Kurkostenzuschuss	☐	☐	

	bewilligt	abgelehnt	Aufenthaltsort
	☐	☐	
	☐	☐	
	☐	☐	
	☐	☐	Sonstiges (z.B. Abtretung, Begutachtung, Zurückweisung etc.)
	☐	☐	
	☐	☐	

Datum, Unterschrift des(r) Vertrauensarztes/-ärztin   Datum, Unterschrift des(r) leitenden Arztes/Ärztin

Erledigungsvermerke:

HV-KUR1-R/1.98

VOR DER KUR

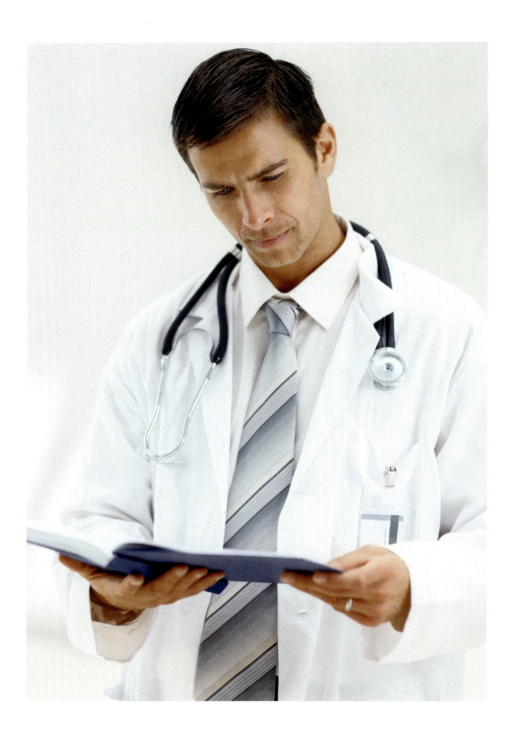

Bewilligung bzw. Ablehnung

Der Kuraufenthalt stellt für die Sozialversicherung eine Gesundheitsvorsorgemaßnahme dar und ist eine **freiwillige Leistung**, auf die **kein Rechtsanspruch** besteht, d. h., die Pensionsversicherung kann Kuranträge bewilligen, muss dies aber nicht.

Jeder Kurantrag wird von der Sozialversicherung **geprüft**. Um die Sinnhaftigkeit des Kuraufenthaltes festzustellen, kann sie den Antragsteller zur Begutachtung durch einen Vertrauensarzt der Sozialversicherung einladen. Bei diesem Termin werden die Angaben des Patienten und die Diagnose durch entsprechende Untersuchungen überprüft. Die ärztliche Begutachtung dient auch dazu festzustellen, ob tatsächlich ein Kuraufenthalt bzw. nur ein Kurkostenzuschuss oder nicht doch eine medizinische Rehabilitation empfehlenswert ist.

Die Entscheidung über den Kurantrag – also Bewilligung oder Ablehnung – wird dem Antragsteller schriftlich mitgeteilt. Die Kureinrichtung wird ebenfalls informiert.

Wird Ihr Kurantrag abgelehnt, können Sie frühestens ein Jahr ab Ausstellung des Ablehnungsschreibens einen neuen Antrag stellen. Ausnahme: Wenn ein neuer Leidenszustand bzw. eine Verschlechterung des bestehenden Leidens auftritt, kann diese Frist verkürzt werden.

Wurde ein **Kurkostenzuschuss** bewilligt, müssen die Kosten für den Aufenthalt selbst getragen werden. Der Kostenbeitrag wird nach Vorlage des ärztlichen Entlassungsberichtes, der Kurmittelrechnungen und einer Aufenthaltsbestätigung der Kurverwaltung nachträglich ausbezahlt (s. S. 27).

Wunscheinrichtung und Unterbringung

Wie bereits erwähnt hat der behandelnde Arzt die Möglichkeit, am Kurantragsformular eine Wunscheinrichtung anzugeben. Diese wird, wenn das Patientensteuerungssystem keine zu lange Wartezeit feststellt und die Einrichtung zur Erkrankung passt, im Regelfall erfüllt, d. h. bei der Bewilligung auch gewährt.

Wann die Kur tatsächlich angetreten werden kann, wird nicht von der Pensionsversicherung vorgegeben. Nach der erhaltenen Bewilligung kümmern sich der Antragsteller und die Kureinrichtung gemeinsam um den Termin. Um möglichst schnell mit der Behandlung beginnen und das bestehende Leiden verbessern zu können, sollte der Aufnahmetermin **innerhalb von sechs Monaten** ab Bewilligung erfolgen.

Grundsätzlich haben Sie durch eine bewilligte Kur Anrecht auf die Unterbringung in einem Doppelzimmer. Ein Anrecht auf ein Einzelzimmer besteht nicht, das Kurhotel kann daher für die Einzelbenutzung eines Doppelzimmers einen Zuschlag verlangen.

VOR DER KUR

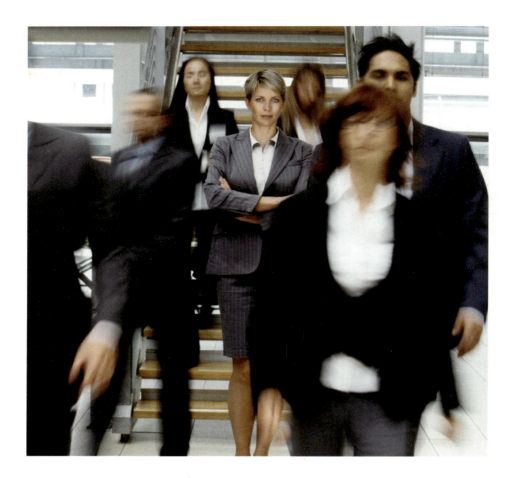

Arbeitsrechtliche Aspekte

Urlaub oder Krankenstand?

Ein von der Sozialversicherung bewilligter Kuraufenthalt ist **kein Urlaub**, sondern ein **Krankenstand**, denn es geht um die Wiederherstellung der Gesundheit.

Rechte und Pflichten des Arbeitnehmers

Der Arbeitnehmer ist **verpflichtet**, sofort nach Erhalt des bewilligten Kurantrages seinen Arbeitgeber über diese Kur, die Dauer und den möglichst genauen Zeitpunkt des Kurantritts zu informieren. Er muss die Bewilligung seinem Arbeitgeber zeigen. Eine Vereinbarung mit dem Arbeitgeber über den Kurantrittstermin ist nicht notwendig bzw. möglich, denn diesen Termin kann der Arbeitgeber nicht beeinflussen. Ihr Chef kann Ihnen also keinen Termin dafür „verordnen" („Aber bitte nur im Juli ..."). Einen passenden Termin zu finden, stellt üblicherweise aber kein großes Problem dar, denn Ihre Kureinrichtung wird bemüht sein, auf Ihre Terminwünsche einzugehen.

Rechte und Pflichten des Arbeitgebers

Liegt ein bewilligter Kurantrag vor, darf der Arbeitgeber den Kuraufenthalt **nicht verweigern**. Außerdem haben Sie Anrecht darauf, dass Ihr Gehalt während des Kuraufenthaltes – wie auch beim Krankenstand – weiterbezahlt wird.

Da ein Kuraufenthalt wie bereits erwähnt ein Krankenstand ist, müssen Sie sich dafür keinen Urlaub nehmen, auch nicht teilweise. Urlaub hat mit einer bewilligten Kur nichts zu tun.

Anders sieht es bei einem Urlaub aus, der direkt an die Kur anschließt. Urlaub ist immer eine Vereinbarung zwischen Arbeitgeber und Arbeitnehmer. Ein Anschluss-Urlaub muss also vom Arbeitgeber genehmigt werden, er kann ihn aber auch verweigern.

Ein bisschen knifflig scheint es, wenn Sie bereits einen Urlaub vereinbart haben und dann zufälligerweise in genau dieser Zeit auf Kur gehen. Auch in diesem Fall gilt der Kuraufenthalt nicht als Urlaub, sondern als Krankenstand. Ihr Urlaub ist davon nicht betroffen, er findet zu dieser Zeit dann eben nicht statt.

Auch wenn es zunächst vielleicht nicht so scheint: Ihr Arbeitgeber profitiert von Ihrem Kuraufenthalt, denn es ist statistisch erwiesen, dass die Krankenstände nach einer Kur zurückgehen.

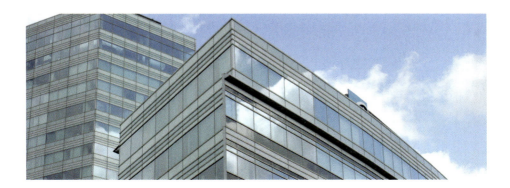

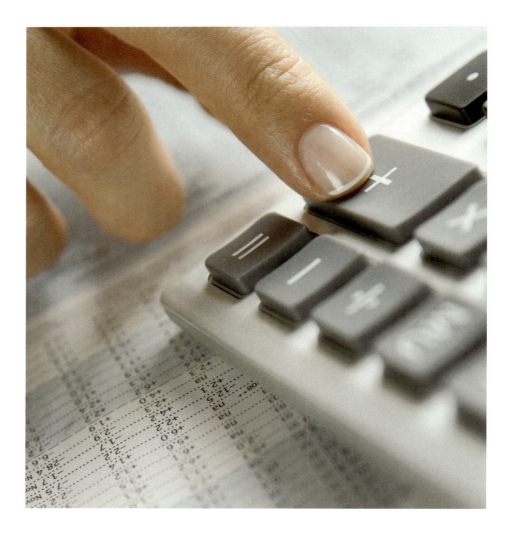

Finanzielle Aspekte

Was ist ein Kuraufenthalt wert?

Ein bewilligter Kuraufenthalt wird – abgesehen vom Selbstbehalt (siehe rechts) – von der Sozialversicherung bezahlt. Für einen Tag in der Kureinrichtung – inklusive aller Behandlungen, der Unterkunft und der Verpflegung – bezahlt die Sozialversicherung 81,85 Euro an die Kureinrichtung.

Ein Kurkostenzuschuss wird je nach Pensionsversicherung in der Höhe von rund 14 bis 25 Euro pro Tag gewährt. Alle weiteren Kosten trägt der Kurgast. Erkundigen Sie sich nach den genauen Leistungen bei Ihrer Pensionsversicherung.

Selbstbehalt und Ausnahmen

Für Kuraufenthalte ist je nach Einkommen eine Kostenbeteiligung der Kurpatienten vorgesehen.

HÖHE DER ZUZAHLUNG

Monatliches Bruttoeinkommen	tägliche Zuzahlung
mehr als EUR 783,99 bis EUR 1.365,37	EUR 7,17
mehr als EUR 1.365,37 bis EUR 1.946,76	EUR 12,68
mehr als EUR 1.946,76	EUR 18,24
Stand 2010	

Bei besonderer sozialer Schutzbedürftigkeit (z. B. Ausgleichszulagenbezieher und -bezieherinnen), die in erster Linie einkommensabhängig ist, ist die betroffene Person von der Zuzahlung befreit.

„Taschengeld"

Auch wenn der Großteil des Aufenthaltes finanziert wird, sollte man Geld für Zeitungen, Zeitschriften, Lektüre, Kaffeehausbesuche, Souvenirs und Mitbringsel etc. mitnehmen. Die Kureinrichtungen bieten auch diverse, zu bezahlende Zusatzangebote an. Ob der Selbstbehalt und gegebenenfalls ein Zuschlag für die Einzelbenutzung eines Doppelzimmers vor Ort zu zahlen sind, erfahren Sie bei Ihrer Kureinrichtung.

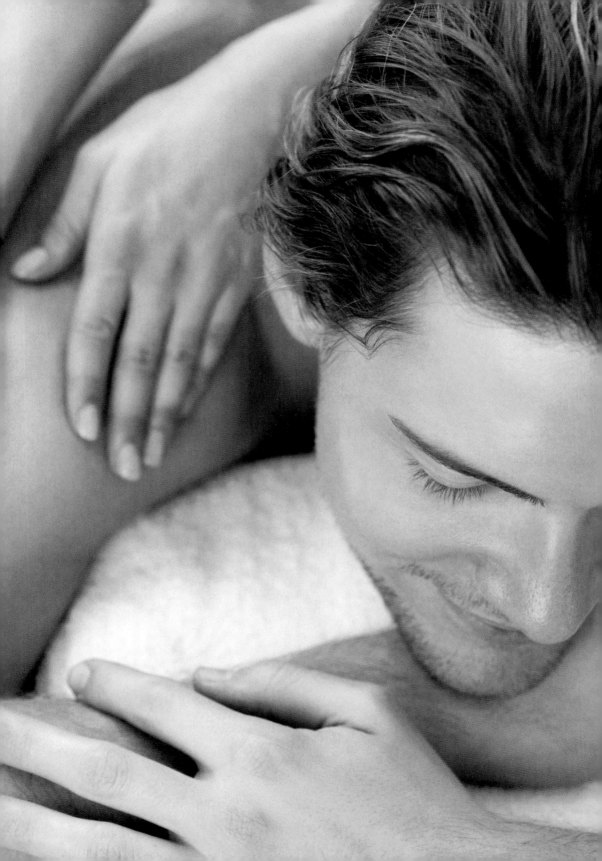

TEIL 2
Während der Kur

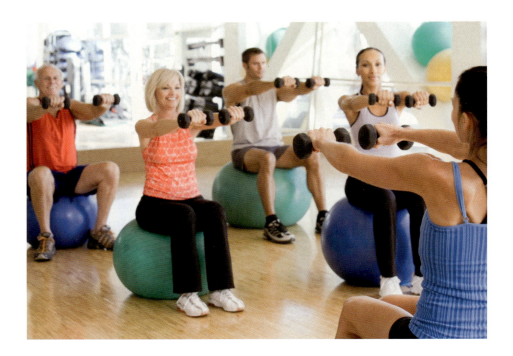

Leistungsprofil und Qualitätsstandard

Qualität in der Sozialversicherung

In einem jahrelang dauernden Verhandlungsprozess haben sich die Sozialversicherung und die Kureinrichtungen (Vertragseinrichtungen) auf **Qualitätskriterien** geeinigt, die für alle Betriebe gelten und gewährleisten sollen, dass jeder Kurgast ein vergleichbares Angebot vorfindet, egal wo er seinen Kuraufenthalt verbringt. Diese Qualitätsstandards für die **medizinische Kur** sind einzigartig und vorbildlich und seit 2008 in Kraft.

Vereinbart wurden das sogenannte **„medizinische Leistungsprofil"** und Qualitätsstandards, die die Unterbringung betreffen. In dieser Rahmenvereinbarung wird dem präventiven Charakter der medizinischen Kur ein wesentlicher Stellenwert eingeräumt. Die Kur versteht sich nicht mehr als Behandlung von Krankheiten und Beschwerden alleine, sondern auch als **Vorsorgemaßnahme** mit **aktiver Beteiligung des Betroffenen**. Eine Kur bietet für drei Wochen die Gelegenheit, auf die Gesundheit und den Lebensstil des Kurpatienten einzuwirken und ihm Wege aufzuzeigen, wie er sein Leben gesünder gestalten kann.

Natürliche Heilvorkommen

Natürliche Heilvorkommen sind eine wesentliche Grundlage der Kurbehandlungen und gesetzlich geregelt bzw. genau definiert: „Unter natürlichen Heilvorkommen werden ortsgebundene, natürliche Heilvorkommen, die aufgrund besonderer Eigenschaften und ohne jede Veränderung ihrer natürlichen Zusammensetzung eine wissenschaftlich anerkannte Heilwirkung ausüben oder erwarten lassen, ferner natürliche Faktoren ortsbedingter Art, die gleichfalls eine wissenschaftliche anerkannte Heilwirkung ausüben oder erwarten lassen, verstanden." (Bundesgesetz über natürliche Heilvorkommen und Kurorte)

Die Heilvorkommen lassen sich in Heilquellen, Heilpeloide und Heilfaktoren unterteilen.

Heilquellen sind Quellen, deren Wasser „aufgrund besonderer Eigenschaften und ohne jede Veränderung ihrer natürlichen Zusammensetzung eine wissenschaftlich anerkannte Heilwirkung ausüben oder erwarten lassen". Heilquellwässer kommen typischerweise in Thermalbädern (Solen, Schwefelthermen, Akratothermen etc.) oder auch als Trinkkuren zur Anwendung.

Unter **Heilpeloiden** versteht man Heilmoor, Heilschlamm, Heilerde oder Heilschlick. Diese Peloide entstehen durch geologische oder geologisch-biologische Vorgänge; sie werden im feinkörnigen Zustand mit Wasser vermischt und erwärmt in Form von Bädern oder Packungen angewendet.

Heilfaktoren sind natürliche Faktoren wie Klima, Lage, Höhe etc., die ebenfalls „eine wissenschaftlich anerkannte Heilwirkung ausüben oder erwarten lassen".

Heilvorkommen, ausgenommen Heilfaktoren, müssen von der jeweiligen Landesregierung **gesetzlich anerkannt** werden. Entscheidend dabei ist, dass Heilquellen und Heilpeloide eine wissenschaftlich anerkannte Heilwirkung haben – und zwar **ohne Änderung der natürlichen Zusammensetzung**.

Heilbäder und Kurorte sind ebenfalls gesetzlich geregelt. Es sind Gebiete und Orte, in denen anerkannte Heilvorkommen und Kureinrichtungen sowie zahlreiche andere Anlagen, die dem Aufenthalt der Kurgäste dienen, vorhanden sind.

Der tatsächliche Kuraufenthalt findet dann in **Kuranstalten** und **Kureinrichtungen** statt, über die es im Bundesgesetz heißt: „Kuranstalten und Kureinrichtungen sind Einrichtungen, die der stationären und ambulanten Anwendung medizinischer Behandlungsarten dienen, die sich aus dem ortsgebundenen Heilvorkommen und dessen Produkten ergeben." Auch sie benötigen eine Bewilligung der Landesregierung und müssen strengste Auflagen in Bezug auf Sicherheitsvorschriften etc. erfüllen.

Welche Heilmittel helfen bei welchen Beschwerden?

(siehe dazu auch Tabelle S. 14)

Heilmittel	Beschwerden
Heilklima	Erkrankungen der Atemwege, Erholungsbedürftigkeit, Rekonvaleszenz, Erschöpfungszustände, Stress, Hauterkrankungen, Herz-Kreislauf-Erkrankungen, Stoffwechselstörungen
Heilmoore, Heilschlamme, Heilerden	Rheuma, gynäkologische Erkrankungen, Harnwegserkrankungen, Hauterkrankungen, Erkrankungen des Nervensystems, Erkrankungen des Verdauungsapparates, Verletzungsfolgen
Solen	Atemwegserkrankungen, Erkrankungen des Bewegungsapparates, gynäkologische Erkrankungen, Herz-Kreislauf-Erkrankungen, Leber- und Gallenleiden, Verdauungsstörungen, Erkrankungen des Nervensystems, vegetative Störungen
Schwefelthermen	Erkrankungen des Bewegungsapparates, gynäkologische Erkrankungen, Hauterkrankungen, Verletzungsfolgen, Herz-Kreislauf-Erkrankungen, Erkrankungen des Nervensystems

WÄHREND DER KUR

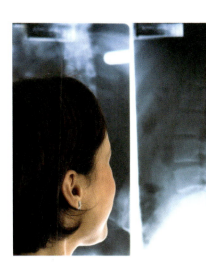
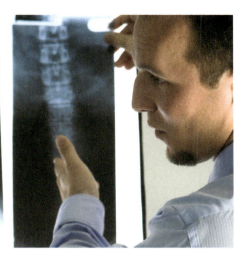

Akratothermen	Erkrankungen des Bewegungsapparates, gynäkologische Erkrankungen, Harnwegserkrankungen, Verletzungsfolgen, Herz-Kreislauf-Erkrankungen, Erkrankungen des Nervensystems, Übermüdung und Erschöpfung
Kohlensäure, Kohlensäuregas	Eisenmangelzustände, Hauterkrankungen, Herz-Kreislauf-Erkrankungen, Stoffwechselerkrankungen
Mineralsäuerlinge, Thermalsäuerlinge	Atemwegserkrankungen, Erkrankungen des Bewegungsapparates, gynäkologische Erkrankungen, Harnwegserkrankungen, Erkrankungen des Nervensystems, Stoffwechselerkrankungen, vegetative Störungen, Erkrankungen des Verdauungsapparates

HANDBUCH KUR | 33

Medizinisches Leistungsprofil

Den Versicherten der Sozialversicherungsträger soll in allen österreichischen Kureinrichtungen – eigene Häuser der Versicherungsträger und Vertragseinrichtungen – ein **vergleichbarer medizinischer Qualitätsstandard** garantiert werden. Damit jeder Kurpatient mehr oder weniger die gleiche medizinische Leistung erhält, egal wo er sich aufhält, wurde das sogenannte „medizinische Leistungsprofil" erarbeitet: Je nach medizinischem Fachbereich (siehe dazu auch S. 13) werden im Zuge des Rahmenvertrages mit der Sozialversicherung Richtlinien der Behandlung festgeschrieben.

Das Leistungsprofil umfasst z. B. folgende wichtige Anforderungen:

- ▶ **Anzahl des medizinischen Personals** je nach Größe der Kureinrichtung: Welche und wie viele Ärzte und Fachärzte, welche Therapeuten, Masseure etc. sind notwendig?

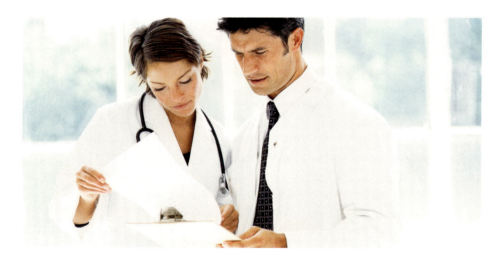

- ▶ **Therapeutisches Mindestangebot:** Heilmassagen, Krankengymnastik, physikalische Therapie etc. müssen pro Einheit/Anwendung eine Mindestdauer aufweisen. So soll z. B. eine Gymnastikeinheit 25 Minuten oder ein Medizinalbad 15 Minuten dauern.
- ▶ **Anwendung des ortsgebundenen Heilvorkommens:** Die Heilmittel wie Thermalwässer, Solen, Radon, Peloide sollen nach dem Stand der Wissenschaft zum Einsatz kommen.

- **Verpflichtende Beratung:** Die Kurpatienten müssen Schulungen über gesunde Ernährung, ihre Erkrankung und gesundheitsförderliches Verhalten erhalten.
- **Die ärztliche Betreuung** umfasst eine Anfangs-, eine Zwischen- und eine Abschlussuntersuchung.
- **Der Therapiebetrieb** ist von Montag bis Freitag ganztags und an Samstagen vormittags zu gewährleisten.
- **Die Therapieanwendungen** beginnen spätestens am Tag nach der Aufnahme. Sie sind über den Tag sinnvoll zu verteilen.
- Grundsätzlich herrscht im gesamten Haus **Rauchverbot**.

Ärztliche Ausbildung

Die Ausbildung zum **Kurarzt** erfolgt über ein **Weiterbildungsdiplom** der österreichischen Ärztekammer. Dabei werden dem Arzt Kenntnisse für die qualifizierte ärztliche Tätigkeit (freiberuflich oder angestellt) in Kur- und Rehabilitationseinrichtungen vermittelt. Der angehende Kurarzt erhält qualifiziertes Wissen über die **moderne Kurmedizin** und über Einsatzmöglichkeiten von **natürlichen**, **traditionellen Heilverfahren** zur Therapie und Prävention.

Nach der Weiterbildung ist der Arzt bzw. die Ärztin vertraut mit den in Österreich vorhandenen natürlichen **Heilmitteln** und deren Einsatz bei verschiedenen Beschwerden und Krankheiten, mit den gängigen Methoden der Physikalischen Medizin sowie mit medizinischer Lifestylemedizin. Er/sie kennt nun die Rolle und Aufgabe des Kurarztes, Besonderheiten der österreichischen Kurorte und erhält auch einen Einblick in die Kneippmedizin. Im Zuge der Kurarztausbildung lernt der Arzt oder die Ärztin die gängigen **komplementärmedizinischen Methoden** und deren Philosophie kennen. Er/sie erhält Informationen über die Steuerungssysteme im Körper, über die „innere Uhr" des Menschen und die wichtigsten regulationsmedizinischen Methoden. Nach der Ausbildung ist der Kurarzt/die Kurärztin theoretisch und praktisch befähigt, ärztliche Empfehlungen wirksam an den Patienten und Kurgast weiterzugeben.

Grundsätzlich muss zumindest ein Arzt, der in der Kureinrichtung arbeitet, über die Ausbildung zum Kurarzt verfügen. Die Ärzteschaft in einem Kurhaus setzt sich aus Allgemeinmedizinern und Fachärzten zusammen. Oft haben die Ärzte noch diverse **weitere Zusatzausbildungen**, von der Notfallmedizin bis zu anderen Spezialisierungen.

Zusätzlich zum Ärzteteam steht noch eine Vielzahl an topausgebildetem medizinischem Personal zur Verfügung: Physiotherapeuten, Diätologen, Heilmasseure, gegebenenfalls Psychologen.

Hotelausstattung

Um auch bei der Hotelausstattung allen Kurpatienten der Sozialversicherung ein vergleichbares Angebot machen zu können, gibt es verpflichtende **Qualitätsstandards** zur Unterbringung und Beherbergung.

Hier ein kleiner Überblick:

- ▶ Jeder Kurpatient erhält ein **Einladungsschreiben** mit allen für den Aufenthalt wichtigen Informationen (Anfahrtsplan, Einrichtungsbeschreibung etc.).
- ▶ Der Kurpatient soll sich mithilfe von **Orientierungshilfen** im Kurhaus möglichst gut zurechtfinden können.
- ▶ Die Kureinrichtungen müssen zweckentsprechend eingerichtet und ausgestattet sein.
- ▶ Die Rezeption muss über ein zentrales Depot für **Wertgegenstände** verfügen. Eine verantwortliche Person muss permanent erreichbar sein.
- ▶ **Kostenfreie Erfrischungen** (Wasser, Obst, Tee) müssen während des Tages frei zugänglich bereitgestellt werden.

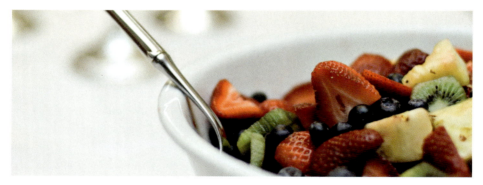

- ▶ Die **Standardflächen** für Einzelzimmer betragen inkl. Bad/WC durchschnittlich ca. 14 m², für Zweibettzimmer 20 m².
- ▶ Die **Zimmer** sind ausgestattet mit Bett, Sitzgelegenheit, Bad/WC, Schreibtisch, Kleideraufbewahrung, Telefon, TV und Radio.
- ▶ Die **Reinigung** des Zimmers erfolgt sechsmal in der Woche. Hand-, Bade- und Therapietuch werden zweimal pro Woche gewechselt, die Bettwäsche einmal pro Woche.
- ▶ Für die Gäste steht ein **Speisesaal** zur Verfügung. Das Frühstück ist in Buffetform, die übrigen Mahlzeiten sind als dreigängiges Menü mit Wahlmöglichkeit anzubieten.

WÄHREND DER KUR

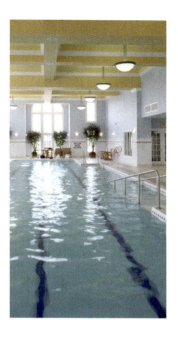

Zusatzangebote

Die Kureinrichtungen haben die Möglichkeit, diverse Zusatzangebote – gegen Bezahlung – anzubieten.

Im Therapiebereich sind das:
- Angebote zur gesundheitsförderlichen Freizeitgestaltung
- Fahrradeinstellung, Leihfahrrad
- Fitnessangebote, Sportangebote, Nordic-Walking-Stöcke
- Solarium, Schwimmbadbenützung
- Spezialmassagen, komplementärmedizinische Leistungen außerhalb des Therapieplans
- Unterhaltungsangebote, Kurse

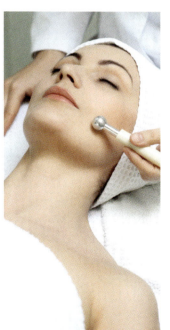

Sonstige Nebenleistungen können sein:
- Abholung von Bus/Bahn
- Reservierter Parkplatz, Garage
- Zimmerservice
- Wäschereinigung
- Fax, Pay-TV, Internet
- Gastronomische Leistungen außerhalb der Vollpension
- Friseur, Kosmetik
- Zeitungen, Ansichtskarten etc.

Qualitätskontrollen

Das medizinische Leistungsprofil und die Qualitätsstandards werden von Vertretern der Sozialversicherung in regelmäßigen Abständen vor Ort genauestens kontrolliert.

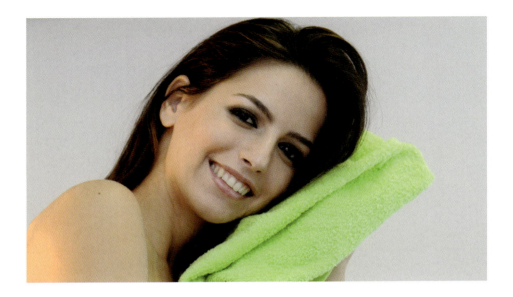

Verhalten während der Kur

WAS SIE ZUR KUR MITNEHMEN SOLLTEN*
- Bademantel
- Trainingsanzug bzw. Sportbekleidung
- Badetuch
- Badebekleidung
- Hallenturnschuhe oder Ähnliches
- Gepflegte Kleidung
- Vorhandene medizinische Unterlagen (Befunde, Röntgenbilder, Diätverordnungen etc.)
- Alle Medikamente, die Sie regelmäßig einnehmen müssen, in ausreichender Menge
- E-Card

* Informieren Sie sich im Vorfeld, was an Ihrem Kurort zur Verfügung gestellt wird oder mitgebracht werden sollte. Von vielen Kureinrichtungen erhalten Sie diese Informationen auch bereits vorab mit dem Einladungsschreiben.

Mit der richtigen Einstellung zur Kur

Eine Kur ist kein Urlaub, sondern ein **medizinischer Aufenthalt**, der Ihre Beschwerden und Schmerzen lindern und Ihnen in der Zukunft ein beschwerdefreies Leben ermöglichen soll. Ihre aktive Mitgestaltung ist daher für den Therapieerfolg ganz entscheidend. Außerdem stellt ein Kuraufenthalt eine beachtliche Umstellung dar: Für drei Wochen steht Ihre Gesundheit im Vordergrund und Sie befinden sich in einer völlig neuen Umgebung, weg vom Arbeitsplatz und vom Alltag. Sie haben jetzt die Gelegenheit, völlig abzuschalten und sich Ihrer Genesung zu widmen. Erholung ist ein wesentlicher Bestandteil Ihrer Kur. Versuchen Sie daher, Abstand vom Alltag und von möglichen Problemen zu bekommen. Gestalten Sie auch Ihre **Freizeit** während der Kur so, dass Sie Ihren Kurerfolg fördern und nicht schmälern. Nutzen Sie die Landschaft für ausgedehnte Spaziergänge und tanken Sie dabei Energie.

Überdenken Sie während der Kur Ihren Lebensstil. Was kann ich verbessern? Was hat mir bisher geschadet? Wie kann ich gesünder leben? Ernähre ich mich richtig? Mache ich genügend Bewegung?

Der Therapieplan

Nachdem Sie in Ihrem Kurhotel angekommen sind, erhalten Sie in den meisten Fällen gleich an der Rezeption Ihren Termin für die Erstuntersuchung beim Kurarzt. Mit dieser **Anfangsuntersuchung** beginnt Ihre Kur. Sie muss am Anreisetag oder spätestens am Folgetag erfolgen. Der Kurarzt macht sich ein Bild von Ihren Beschwerden bzw. Ihrer Erkrankung, stellt fest, wie weit Sie gefordert werden können bzw. anfänglich geschont werden müssen und stellt dann Ihren **individuellen Therapieplan** zusammen. Es ist daher hilfreich, wenn Sie zu diesem Termin alle aktuellen Befunde und alle Medikamente, die Sie laufend einnehmen, mitbringen.

DIE ANFANGSUNTERSUCHUNG
- Ausführliche Anamnese: Erhebung der Vorgeschichte des Patienten
- Erfassung der bisherigen Therapie
- Erstellung eines kompletten Ist-Zustandes mit Schwerpunkt der zu behandelnden Erkrankung
- Erstellung der Behandlungsdiagnose(n)
- Aktuelle Therapieverordnung für das Heilverfahren

Auch eine eventuell notwendige **Diät** wird bei der Erstuntersuchung festgestellt; dies trifft vor allem bei Diabetikern und Patienten mit Stoffwechselproblemen, aber auch bei Übergewicht und Adipositas zu.

Jede einzelne Komponente dieses Therapieplans ist von entscheidender Bedeutung für Ihre Genesung. Erst das Zusammenspiel der verschiedenen Therapieformen entfaltet die maximale Wirkung und damit den Therapieerfolg.

In der zweiten Woche findet die **Zwischenuntersuchung** statt, die dazu dient, den Kurverlauf aus medizinischer Sicht zu beurteilen. Jetzt können Anpassungen des Therapieplans vorgenommen werden. Nur der Kurarzt darf den Therapieplan ändern.

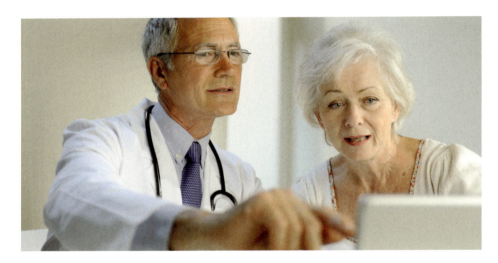

DIE ZWISCHENUNTERSUCHUNG
- ▶ Beurteilung des Verlaufs und der Wirksamkeit der bisher durchgeführten Anwendungen
- ▶ Notwendige Untersuchungen, z. B. Blutdruckkontrolle
- ▶ Allfällige Diagnosen- bzw. Therapieänderungen
- ▶ Allgemeine und krankheitsspezifische Verhaltensempfehlungen

Sollten Sie – egal zu welchem Zeitpunkt – das Gefühl haben, dass Ihnen eine bestimmte Anwendung schadet bzw. Sie sie nicht gut vertragen, dann informieren Sie umgehend den Kurarzt.

Grundgerüst einer Therapiezusammenstellung aus dem häufigsten Bereich „Stütz- und Bewegungsapparat":

Anwendung	Richtwert
Heilmassage	2 – 5 x/Woche
Heil- bzw. Krankengymnastik, Unterwasserheilgymnastik und/oder ähnliche Bewegungstherapien (Gruppe)	4 – 6 x/Woche
Thermotherapie Elektrotherapie Ultraschalltherapie	3 – 6 x/Woche
Ernährungsberatung	1 x
Beratungen/Vorträge	1 x
Anwendungen mit ortsgebundenen anerkannten Heilvorkommen	nach Notwendigkeit

Therapieumfang

Von Montag bis Freitag werden in der Regel **vier Therapieanwendungen** pro Tag durchgeführt, an Samstagen sind es **zwei**. Somit kommt der Patient auf rund **60 Anwendungen** während seines Kuraufenthaltes. Dazu zählen auch Schulungen.

Aktivierung, Prävention und Lebensstiländerung

Jede Kur besteht aus unterschiedlichen Anwendungen – z. B. Gymnastik, Moorpackungen, Heilbädern oder Massagen.

Vor allem die **Bewegungstherapie** ist ein sehr wichtiger, aktiver Bestandteil des Kuraufenthaltes. Der Patient kann sich dabei wichtiges Know-how und Anregungen für zu Hause mitnehmen und wird animiert, mehr Bewegung in das eigene Leben zu bringen. Das hilft auch, Krankheiten vorzubeugen.

Die aktive Mithilfe des Patienten ist entscheidend für den Therapieerfolg. Jeder Gast hat daher die Möglichkeit, aus dem umfangreichen Sport- und Freizeitangebot zu wählen, um auch außerhalb des Therapieplans etwas für seine Gesundheit zu tun.

Die wichtigsten Anwendungen im Überblick

Heilbäder

Abhängig von seinen Beschwerden erhält der Kurgast z. B. Thermal-, Medizinal-, Moor-, Schwefel-, Sole- oder Kohlensäurebäder. Je nach Heilmittel und Wirkungsbereich gibt es verschiedene Formen von Heilbädern wie Sitzbäder, Wannenbäder, Unterschenkelbäder etc. Sie führen in der Regel zu einer Verbesserung der Durchblutung, zur Muskelentspannung, wirken entspannend und positiv auf das vegetative Nervensystem.

Heilpackungen

Hier kommen z. B. Heilmoor-, Schwefelschlamm-, Heublumen- oder Fangopackungen sowie Moorwickel, Topfenwickel oder Lehmwickel zur Anwendung. Die Inhaltsstoffe des Heilmittels tragen zur Aktivierung des Stoffwechsels, zur Muskelentspannung und Schmerzlinderung bei. Sie können entzündungshemmend, abschwellend, anregend oder entschlackend wirken.

Trinkkur und Inhalationskur

Sie finden vor allem bei Erkrankungen der Verdauungsorgane und der Atemwege Anwendung. Dabei wird das vor Ort vorkommende Heilwasser oder speziell aufbereitetes Wasser getrunken oder inhaliert.

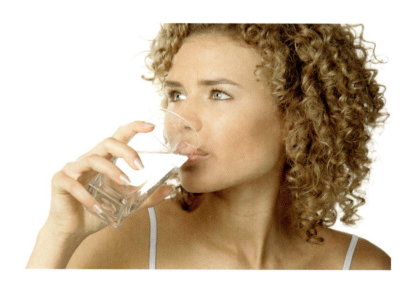

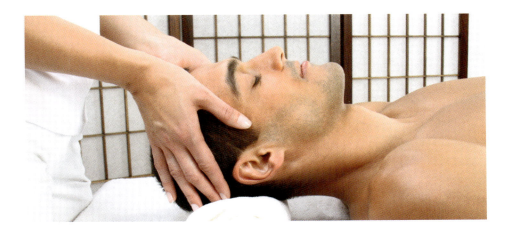

Massagen

Heil- und Unterwassermassagen sind sinnvolle Ergänzungen zu den Heilbädern und Packungen. Je nach Bedarf gibt es auch spezielle Massagen. Viele Kureinrichtungen bieten auch Akupunkt-, Reflexzonen- oder Bindegewebsmassagen bzw. Lymphdrainagen an. Alle Massagen dienen vor allem der Lockerung der Muskulatur und der Schmerzlinderung.

Elektrophysikalische Therapien

Hier werden hoch-, mittel- und niederfrequenter Strom, Ultraschall, Rotlichtbehandlungen sowie physikalische Spezialbehandlungen verabreicht, die vor allem der Schmerzbekämpfung und Durchblutungsförderung dienen.

Bewegungstherapie

Aktive Heilgymnastik zählt hier ebenso dazu wie Rückenschule, Sensomotoriktraining, und Ähnliches. In einem geeigneten Raum – oder bei der Unterwassergymnastik im Schwimmbad – führt der Patient unter Anleitung von geschulten Therapeuten spezielle Übungen durch. Zusammen mit den anderen Therapien führt dies zu einer Steigerung des Bewegungsumfanges und der Belastbarkeit. Zur Bewegungstherapie zählen aber auch therapeutisches Wandern, Nordic Walking, Kraft- und Ausdauertraining u.v.m.

Ergänzende Therapien

Je nach Kureinrichtung und Beschwerdebilder des Kurgastes werden verschiedene Zusatztherapien wie Kneippen, Kältepackungen, Entspannungstherapien etc. angeboten.

Therapien regelmäßig wahrnehmen

Die Behandlungen laut Therapieplan sind für Sie verpflichtend. Erscheinen Sie daher pünktlich und nehmen Sie die Therapien ernst: Nicht nur eine Massage hilft Ihnen bei Ihren Leiden, auch z. B. eine Lebensstil-Schulung und die Bewegungstherapie bringen gesundheitlichen Nutzen. Hören Sie auf die Ratschläge des Arztes und verhandeln Sie nicht über ein persönliches Wunschprogramm von „angenehmen" Anwendungen.

Ruhezeiten einhalten

Jede therapeutische Anwendung, egal ob aktiv oder passiv, beansprucht Ihren Körper. Daher ist es wichtig, nach jeder Therapieeinheit eine Ruhepause einzuhalten. Vor allem nach den „Hauptanwendungen" sollten Sie sich am besten liegend ausruhen und keine zusätzlich belastenden Tätigkeiten wie Schwimmen, Laufen, Walken verrichten. Nach der Pause können Sie sich dann wieder diversen Aktivitäten widmen.

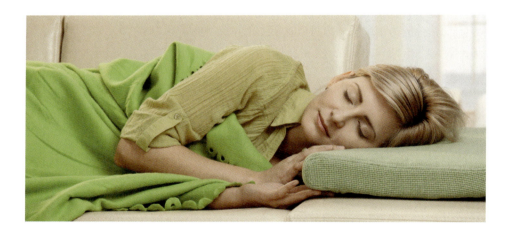

Schulung

Patienten, die über ihre Erkrankung Bescheid wissen, können besser mit ihr umgehen. Es ist daher wichtig, Informationen über die Zusammenhänge zu bekommen.

Im medizinischen Leistungsprofil für Kureinrichtungen ist daher festgeschrieben, dass jeder Patient an **mindestens einer Beratung** über den Themenbereich „Krankheitsinformation" und „gesundheitsförderliches Verhalten" teilnimmt. Dazu muss auch schriftliches Informationsmaterial zur Verfügung gestellt werden.

Erkrankungen des Bewegungs- und Stützapparates

Patienten erfahren hier Wesentliches über ihre Beschwerden, etwa über die Entstehung und Ursache von Rückenschmerzen, wie man diese diagnostiziert und wie man sie behandeln kann. Sie lernen, wie man Über- und Fehlbelastungen im Alltag vermeiden kann, bekommen Tipps zu richtigem Sitzen, Stehen, Heben und Liegen und erhalten oft auch Übungsunterlagen für ein gezieltes Wirbelsäulentraining zu Hause.

Stoffwechselerkrankungen

Hier wird bei Patienten, die unter einem metabolischen Syndrom leiden, vor allem auf das Thema Übergewicht eingegangen. Strategien zum Abnehmen und für eine richtige Ernährung werden vorgestellt, zudem wird ausführlich über die weiteren Krankheitsbilder wie Bluthochdruck, Diabetes, erhöhte Triglyceride oder Cholesterinwerte informiert. Die Schulung zielt auf eine grundlegende Änderung des Lebensstils ab.

Atemwegserkrankungen

Betroffene dieser Gruppe werden ausführlich über Atemwege, Lunge, Atmung etc. informiert und z. B. in richtiger Atemtechnik (Atemgymnastik etc.) geschult. Sie erfahren alles über ihre Erkrankung (z. B. COPD), über die Ursachen und Therapiemöglichkeiten. Da viele Atemwegserkrankungen Folge des Rauchens sind, wird hier ein starkes Augenmerk auf die Rauchentwöhnung während der Kur gelegt.

Hauterkrankungen

Die Patienten werden ausführlich über die jeweilige Erkrankung (Neurodermitis, Schuppenflechte, Ekzeme) informiert und erhalten wertvolle Tipps für den Umgang mit der Krankheit (Juckreiz etc.). Therapiemöglichkeiten werden aufgezeigt. Da Stress in der Regel Hautsymptome verstärkt bzw. verschlimmert, wird hier ganz besonders auch auf das Thema Stressbewältigung eingegangen.

Periphere Gefäßerkrankungen

Patienten mit Gefäßerkrankungen werden nicht nur über Ursachen und Risikofaktoren, Symptome und Behandlungsmöglichkeiten ihrer Krankheit informiert, sondern auch ganz gezielt über die Komplikationen und die möglichen Grund- oder Folgeerkrankungen wie Bluthochdruck, Herzinfarkt, Schlaganfall. Auch spielt das Thema Rauchentwöhnung eine große Rolle.

Ernährung & Ernährungsbewusstsein

Viele der Krankheiten, die im Zuge eines Kuraufenthaltes behandelt werden, sind auch auf eine ungesunde Ernährung zurückzuführen. Eine Kur bietet daher die optimale Gelegenheit, sein Ernährungsverhalten zu hinterfragen und gegebenenfalls umzustellen. Voraussetzung dafür ist zu wissen, welche Lebensmittel man bevorzugen sollte und welche man lieber weglässt.

Jede Kureinrichtung bietet ihren Gästen eine gesunde und ausgewogene Ernährung und im Bedarfsfall auch eine bestimmte Diät. Ernährungssünden sind also während eines Kuraufenthaltes an sich kaum möglich, mit einer Ausnahme: Der Kurpatient versorgt sich selbst mit lieb gewonnenen Cremeschnitten, Chips, Gummibärchen etc. Auch wenn es anfangs schwerfällt: Versuchen Sie, die alten Ernährungsgewohnheiten hinter sich zu lassen, und folgen Sie den Empfehlungen Ihres Kurhauses. Ihre Gesundheit wird es Ihnen danken!

Mindestens einmal im Laufe seines Kuraufenthaltes erhält jeder Patient eine ernährungsmedizinische Gruppenberatung. Auch hier muss schriftliches Informationsmaterial zur Verfügung gestellt werden.

Ziel dieser Schulung ist es, über die richtige und gesunde Ernährung aufzuklären, Tipps für eine nachhaltige Ernährungsumstellung zu geben und auch auf den Zusammenhang von Ernährung und Gewicht hinzuweisen. Das Thema „Übergewicht" und „Abnehmen" wird dementsprechend fundiert dargestellt und Methoden zur Gewichtsreduktion werden erläutert. Näheres dazu erfahren Sie ab Seite 54.

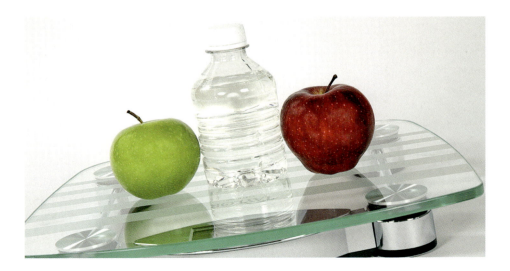

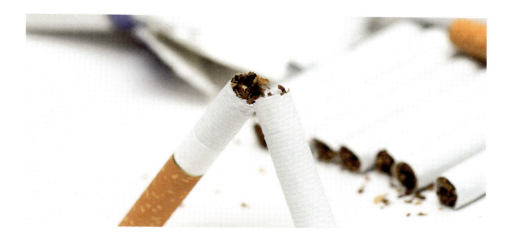

Rauchentwöhnung

Wie bereits erwähnt, ermöglicht ein Kuraufenthalt, alte, ungesunde Lebensweisen hinter sich zu lassen und einen neuen, gesünderen Lebensstil zu erlernen. Dazu zählt auch das Thema „Rauchen". Dass Rauchen der Gesundheit schadet, weiß inzwischen jeder: Viele Erkrankungen werden durch das Rauchen begünstigt bzw. verschlechtert.

Gezielte **Raucherinformationen** werden in jeder Kureinrichtung angeboten. Lassen Sie sich über dementsprechende Möglichkeiten beraten und nutzen Sie die Chance, mit dem Rauchen aufzuhören. Machen Sie unseren Test zur Nikotinabhängigkeit auf S. 53.

Bewegung

Bewegungsmangel scheint ein Zeichen unserer Zeit zu sein. Deshalb wird auf ausreichende Bewegung während der Kur ein starkes Augenmerk gelenkt, denn genauso wie die gesunde Ernährung sind auch Sport und Bewegung ein wesentlicher Bestandteil eines gesunden Lebensstils. Viele Patientinnen und Patienten werden im Zuge ihres Kuraufenthaltes überprüfen können, wie es um diesen Bereich bestellt ist und was man daran verbessern kann.

Die **Bewegungstherapien** (Krankengymnastik, Unterwassergymnastik, Bewegungstraining) des Therapieplans sind der erste Baustein. Hier werden Gelenke und Muskeln unter professioneller Aufsicht gezielt bewegt, um Schmerzen zu lindern, mehr Bewegungsfähigkeit herzustellen und den Kreislauf sanft in Schwung zu bringen. Bereits hier erlernen die Patienten wichtige Übungen, Tricks und Kniffe für ihren Alltag, bestens abgestimmt auf ihre körperlichen Probleme.

Die Schulungen zu den bestimmten Krankheitsbildern gehen ebenfalls auf dieses Thema ein und geben den Patienten Bewegungstipps für die Zeit nach der Kur in die Hand.

Doch auch abseits des Therapieplans gibt es zahlreiche Möglichkeiten, sich zu bewegen: Das Angebot reicht von **Nordic Walking** bis hin zum **Radfahren** oder **Spazierengehen**. Nutzen Sie Ihre Freizeit – neben den wichtigen Ruhephasen – daher auch zur Bewegung. Informieren Sie sich über das konkrete Angebot und darüber, was für Sie infrage kommt. Näheres erfahren Sie auch ab Seite 76.

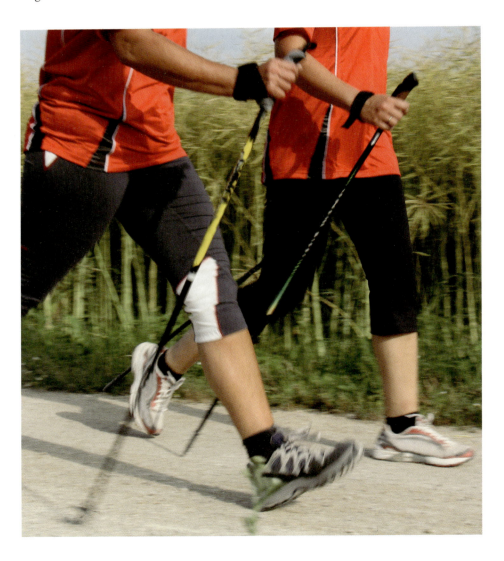

Stressmanagement

Während Ihres Kuraufenthaltes erhalten Sie Informationsmaterial zum Thema Stress. Stress hängt mit vielen körperlichen Vorgängen zusammen, kann Krankheiten auslösen oder verschlimmern und wirkt sich grundsätzlich negativ auf unsere Gesundheit und unser seelisches Wohlbefinden aus.

Patienten bestimmter Beschwerdegruppen werden im Zuge ihrer Schulungen über Stress und seine gesundheitlichen Folgen aufgeklärt und bekommen wertvolle Tipps zur **Stressbekämpfung** und zum **Stressmanagement**. Näheres dazu erfahren Sie auch ab Seite 86.

Eine gute Möglichkeit mit Stress besser umzugehen, sind diverse **Entspannungsmethoden**. Sie erhalten Informationsunterlagen zu Entspannungstrainings, speziellen Methoden wie Progressiver Muskelentspannung nach Jacobson, Autogenem Training und Ähnlichem. In vielen Kureinrichtungen werden auch dementsprechende Kurse als Zusatzleistung angeboten.

Ärztliches Abschlussgespräch

Die dritte verpflichtende ärztliche Untersuchung ist die Abschlussuntersuchung.

DIE ABSCHLUSSUNTERSUCHUNG
- ▶ Beurteilung von Verlauf und Erfolg des Heilverfahrens
- ▶ Erstellung eines kompletten Ist-Zustandes mit Schwerpunkt auf die behandelte Krankheit
- ▶ Bewertung und Diskussion allenfalls erhobener Befunde
- ▶ Individuelle Empfehlung erforderlicher weiterer Maßnahmen (Diagnose, Therapie, Lebensstilmodifikation)

Nach der Schlussuntersuchung verfasst Ihr Kurarzt einen ärztlichen **Entlassungsbericht**, den Sie entweder am Ende Ihres Kuraufenthaltes ausgehändigt oder spätestens zwei Wochen danach zugeschickt bekommen.

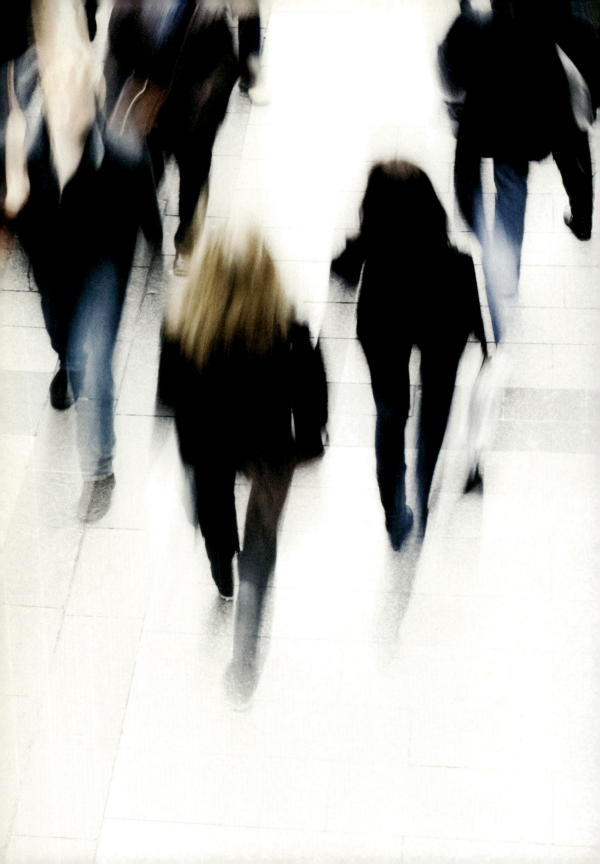

TEIL 3
Nach der Kur

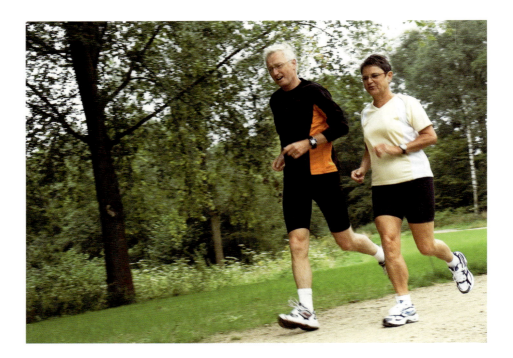

Wieder zu Hause

Erlerntes umsetzen

Nach der Kur können Sie den medizinischen Abschlussbericht mit Ihrem Hausarzt besprechen. Er wird in der Regel die empfohlenen Therapien weiter verordnen bzw. die empfohlenen Kontrollen veranlassen.

Wieder zu Hause haben Sie nun die Gelegenheit, Erlerntes umzusetzen und Ihren Lebensstil zu ändern. Jetzt wartet eine große Herausforderung auf Sie, denn im Alltag ist vieles davon schwieriger als während der Kur. Dieses Buch soll Ihnen dabei helfen.

Rauchstopp

Sollte es während der Kur noch nicht geklappt haben, denken Sie doch jetzt über einen Rauchstopp nach. Informieren Sie sich, welche Methode bei Ihrer Nikotinabhängigkeit Erfolg versprechend ist. Machen Sie nebenstehenden Test, um Ihre Abhängigkeit zu bestimmen.

FAGERSTRÖM-TEST FÜR NIKOTINABHÄNGIGKEIT

1. Wann nach dem Aufstehen rauchen Sie Ihre erste Zigarette?

- innerhalb von 5 Min.   3
- 6 - 30 Min.   2
- 31 - 60 Min.   1
- nach 60 Min.   0

Punkte

2. Finden Sie es schwierig, an Orten, wo das Rauchen verboten ist (z.B. Kirche, Bücherei, Kino usw.), das Rauchen zu lassen?

- ja   1
- nein   0

Punkte

3. Auf welche Zigarette würden Sie nicht verzichten wollen?

- auf die erste am Morgen   1
- auf andere   0

Punkte

4. Wie viele Zigaretten rauchen Sie im Allgemeinen pro Tag?

- bis 10   0
- 11 - 20   1
- 21 - 30   2
- 31 und mehr   3

Punkte

5. Rauchen Sie am Morgen im allgemeinen mehr als am Rest des Tages?

- ja   1
- nein   0

Punkte

6. Kommt es vor, dass Sie rauchen, wenn Sie krank sind und tagsüber im Bett bleiben müssen?

- ja   1
- nein   0

Punkte

Gesamtpunkte

Die Auswertung dieses Tests liefert erste Anhaltspunkte auf eventuell vorliegende Nikotinabhängigkeit:
- ▶ 0 – 2 Punkte: sehr geringe Nikotinabhängigkeit
- ▶ 8 – 4 Punkte: geringe Nikotinabhängigkeit
- ▶ 5 – 10 Punkte: mittlere bis hohe Nikotinabhängigkeit

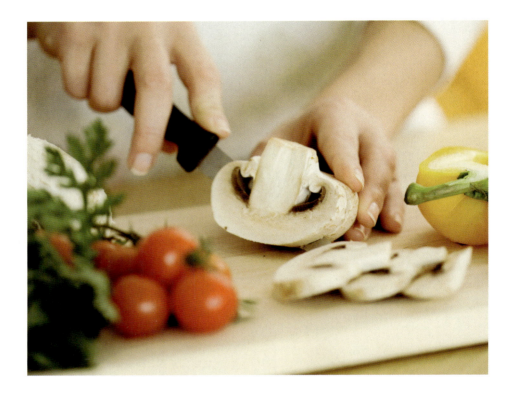

Gesunde Ernährung

Grundlagen einer gesunden Ernährung

Obwohl viele Menschen bereits wissen, wie eine gesunde Ernährung aussehen sollte, nehmen die ernährungsbedingten Erkrankungen (Zuckerkrankheit, erhöhte Blutfettwerte, Übergewicht, Gicht, Verdauungsstörungen) zu. Schuld daran sind die Ernährungsfehler, die wir tagtäglich begehen: Wir essen zu viel, zu fett, zu süß und machen zu wenig Bewegung.

Ausgewogen lautet das Stichwort für eine gesunde Ernährung: Diese besteht aus möglichst vielen pflanzlichen Lebensmitteln, wenig tierischen Lebensmitteln und ausreichend Flüssigkeit.

▶ **Kohlenhydrate** sind Pflanzenstoffe, die dem Körper Energie in Form von Zucker liefern. Gehirn und Muskeln benötigen Kohlenhydrate als Brennstoff. Enthalten sind sie in Obst, Gemüse, Getreide, aber auch Milchprodukten – und zwar immer in Form von Zucker. Doch Zucker ist nicht gleich Zucker. Besonders gesund sind möglichst langkettige Zuckerbausteine, die sogenannten Polysaccharide, die als Ballaststoffe in Obst, Gemüse und Getreide zu finden sind. Herkömmlicher Haushaltszucker, der auch in Süßigkeiten, Torten, Limonaden etc. enthalten ist, ist weniger günstig. Er liefert sogenannte „leere Kalorien", die den Blutzuckerspiegel schnell ansteigen lassen, aber nicht sehr lange sättigen.

50 bis 60 Prozent unserer Energie sollten aus gesunden Kohlenhydraten bestehen: aus Vollkornbrot, Kartoffeln, Reis, Obst und Gemüse. Essen Sie daher reichlich davon und reduzieren Sie Weißmehl und Zucker. Greifen Sie stattdessen zu Vollkorn und von Natur aus süßlichen Lebensmitteln.

TIPP

Achten Sie beim Einkaufen auf die Zutatenliste! Viele Produkte enthalten sehr viel Zucker. Steht er an erster Stelle, ist er auch der Hauptbestandteil.

▶ **Eiweiß** (Protein) zählt ebenfalls zu den Energielieferanten und wird je nach Herkunft in „tierisches Einweiß" und „pflanzliches Eiweiß" unterteilt. Proteine sind für den Körper unerlässliche Baustoffe für Hautzellen, Muskelzellen, Blutzellen – für alle Körperzellen. Tierisches Eiweiß finden wir in Fleisch, Fisch, Eiern und Milchprodukten. Das Problem dabei: Tierisches Eiweiß kommt oft in Kombination mit reichlich tierischem Fett vor, z. B. in der Wurst, im Schweinsbraten, im Käse. Greifen Sie daher zu möglichst mageren Fleischsorten und fettreduzierten Milchprodukten. Pflanzliches Eiweiß hat den Vorteil, dass es zusätzlich auch Ballaststoffe und kaum Fett mitliefert. Deshalb raten die Ernährungsexperten dazu, mehr pflanzliches als tierisches Einweiß zu konsumieren.

Rund 15 Prozent der Energie sollten wir in Form von Eiweiß zu uns nehmen, den größeren Teil als pflanzliches Eiweiß, z. B. in Form von Hülsenfrüchten (Linsen, Bohnen, Sojaprodukte) oder Kartoffeln.

TIPP

Mischen Sie pflanzliches und tierisches Eiweiß, z. B. Getreide und Milch als Müsli.

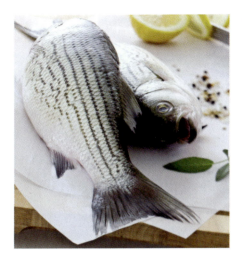
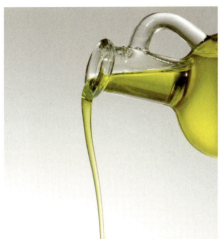

▶ **Fett** ist für unseren Körper genauso unersetzlich wie Kohlenhydrate und Eiweiß. Fett liefert Energie (mit 9 kcal pro g mehr als jeder andere Nährstoff), ist Träger von fettlöslichen Vitaminen und Bioaktivstoffen, es ist Baustoff für Zellwände und polstert die Organe. Auf Fett verzichten geht also nicht. Aber davon sind wir ohnehin meilenweit entfernt, denn unser Fettkonsum ist generell viel zu hoch. Genauer gesagt nehmen wir zu viele der sogenannten „gesättigten Fettsäuren" zu uns, die sich an den Zellwänden ablagern können und das „schlechte Cholesterin" ansteigen lassen. Gesättigte Fettsäuren findet man vor allen in tierischen Produkten: in Butter, Speck, Schmalz, fettem Fleisch, Eiern usw. Gesünder sind die sogenannten „einfach" oder „mehrfach gesättigten Fettsäuren". Sie gehören zu den lebenswichtigen Substanzen, die mit der Nahrung aufgenommen werden müssen. Man findet sie vor allem in pflanzlichen Ölen, Nüssen und Samen. Mehrfach ungesättigte Fettsäuren sind auch im Fisch enthalten, hauptsächlich in Meeresfisch. Fisch gehört daher regelmäßig auf Ihren Speiseplan.

Maximal 30 Prozent sollte der Fettanteil in unserer Ernährung ausmachen, und nur ein Zehntel davon als gesättigte Fettsäuren. Greifen Sie zu wertvollen Pflanzenölen und Fisch.

TIPP

Kaufen Sie fettreduzierte Milchprodukte. Verwenden Sie zum Braten Oliven- oder Rapsöl, zum (seltenen) Frittieren Erdnuss- oder Sojaöl.

NAHRUNGSERGÄNZUNGSMITTEL

Wenn es Ihre Umstände nicht erlauben, sich täglich mit frischen Vitaminen, Mineralien und Spurenelementen zu versorgen, lassen Sie sich von Ihrem Arzt oder Apotheker über sinnvolle Nahrungsergänzungspräparate beraten.

▶ **Vitamine, Mineralstoffe, Bioaktivstoffe:** Diese Nahrungsbausteine sind für unsere Gesundheit ganz entscheidend. Vitamine halten den Stoffwechsel in Gang, sie bieten wie auch Bioaktivstoffe (sekundäre Pflanzeninhaltsstoffe) Schutz vor freien Radikalen, stärken die Zellen und das Immunsystem und fördern unsere Konzentration und Leistungsfähigkeit. Mineralstoffe wirken im Blut, im Gewebe und in den Zellen und sind für viele Körperfunktionen maßgeblich. Bioaktivstoffe bieten viele Schutzfunktionen, senken das Krebsrisiko und helfen unserem Körper beim Entgiften. Auch wenn wir all diese Stoffe nur in geringen Mengen benötigen, müssen wir sie regelmäßig konsumieren. Sie sind vor allem in Obst und Gemüse enthalten, oft in und unter der Schale. Obst und Gemüse sollten daher täglich auf unserem Speiseplan stehen – und zwar frisch und in bester Qualität!

TIPP

Kaufen Sie Obst und Gemüse nach Saison und aus der Region! Lange Transportwege und diverse Verarbeitungstechniken senken den Gehalt der Vitamine.

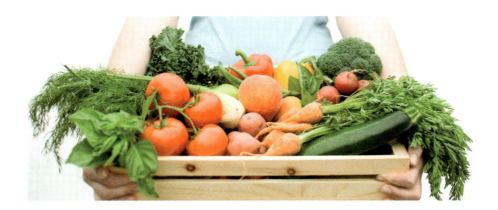

NACH DER KUR

DIE »GESUND LEBEN« - PYRAMIDE ÖSTERREICHS®

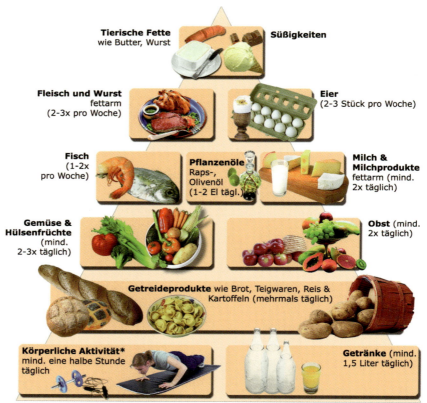

© Med. Univ. Wien, Abteilung Ernährungsmedizin (Widhalm, Dämon)

▶ **Flüssigkeit:** Trinken – Wasser – ist lebensnotwendig. Keiner unserer Körpervorgänge würde ohne genügend Wasser funktionieren. Wasser transportiert die Nährstoffe und Abfallprodukte, reguliert die Körpertemperatur, löst wasserlösliche Vitamine, hält die Schleimhäute feucht u.v.m. Nicht umsonst ist die Basis der Ernährungspyramide die Flüssigkeit. Ideale Durstlöscher sind Wasser, Mineralwasser, ungesüßte Kräuter- und Früchtetees sowie stark verdünnte, ungesüßte Fruchtsäfte. Milch und unverdünnte

Säfte sind keine Getränke, sondern Lebensmittel. Kaffee, Schwarztee und Alkohol dienen auch nicht dem Durstlöschen, sondern sind Genussmittel.

Ein gesunder Körper benötigt täglich rund 1,5 bis 2 Liter Flüssigkeit – aus Getränken und wasserhaltigen Speisen.

T I P P

Erstellen Sie einen Trinkplan, um genug Flüssigkeit zu sich zu nehmen. Oder führen Sie Rituale ein: vor jedem Telefonat ein halbes Glas Wasser trinken.

DIE RICHTIGE ERNÄHRUNG NACH DER KUR

Sie haben während Ihres Kuraufenthaltes viel über gesunde Ernährung erfahren. Sie haben gelernt, welche Lebensmittel bzw. Inhaltsstoffe für Ihre Beschwerden günstig bzw. ungünstig sind. Halten Sie sich an diese Empfehlungen: Greifen Sie zu Nahrungsmitteln, die Ihre Beschwerden lindern können, und meiden Sie solche, die für Sie tabu sind.

Gefäßerkrankungen: Weniger Fett, vor allem tierisches! Mehr ungesättigte Fettsäuren, Ballaststoffe und Hülsenfrüchte! Öfter mal Fisch! Reduzieren Sie Ihren Salzkonsum! Bei Übergewicht: abspecken!

Metabolisches Syndrom / Diabetes: Mehrere kleinere Mahlzeiten am Tag! Weniger Fett, dafür mehr Kohlenhydrate und Ballaststoffe aus Gemüse. Wenig Süßigkeiten, Torten und Kuchen! Keine gezuckerten Getränke! Auf versteckten Zucker in Fertigprodukten achten!

Erhöhte Blutfettwerte: Cholesterinarme Ernährung aus Pflanzenöl, Magermilchprodukten, magerem Fisch und Fleisch, Vollwertprodukten.

Gicht: Purinhaltige Produkte meiden: Innereien, Fleischextrakt, Hering, Makrele, Ölsardinen. Alkohol und fetthaltige Speisen reduzieren!

Entzündlich rheumatische Gelenkserkrankungen: Arachidonsäure aus tierischen Lebensmitteln stark reduzieren und auf vegetarische Kost, Milchprodukte und Eier in Maßen umsteigen. Reichlich Omega-3-Fettsäuren aus z. B. Hering, Thunfisch, Makrele und Lachs. Zusätzlich reichlich Vitamin A, C, E, Selen und Zink!

Ernährung und Gewicht

Dass diese beiden Themen unmittelbar miteinander zu tun haben, liegt auf der Hand. Grundsätzlich kann man sagen: Wer bei seiner Ernährung etwas falsch macht, läuft Gefahr, übergewichtig zu werden. Und inzwischen ist auch erwiesen: Nur eine langfristige Ernährungsumstellung rückt den überzähligen Pfunden zu Leibe, Diäten funktionieren nicht.

Normalgewicht und Body Mass Index (BMI)

Als Richtwert für das Normalgewicht gilt der Body Mass Index (BMI), der das Körpergewicht in Relation zur Körpergröße setzt.

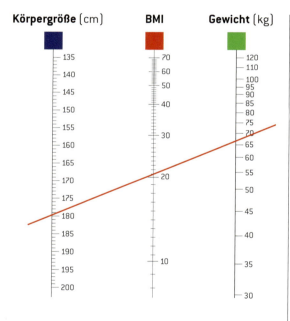

- BMI < 18 = Untergewicht
- BMI 18,5 – 24,9 = Normalgewicht, damit liegen Sie richtig
- BMI 25 – 29,9 = leichtes Übergewicht, handeln ist angesagt
- BMI 30 – 39,5 = schweres Übergewicht, auch Fettsucht oder Adipositas genannt – hier sollten Sie Ihrem Körper „Erleichterung" verschaffen.
- BMI > 40 = extremes Übergewicht – Sie setzen Ihren Körper einem massiven gesundheitsschädigenden Risiko aus – aber zum Glück lesen Sie dieses Buch und sind voll Motivation, eine Lebensstilumstellung zu beginnen.

Ermitteln Sie Ihren BMI, indem Sie ein Lineal auf der linken Seite auf den Wert Ihrer Körpergröße und auf der rechten Seite auf Ihr momentanes Körpergewicht legen. In der Mitte können Sie dann, wie an der roten Linie beispielhaft illustriert, Ihren BMI ablesen.

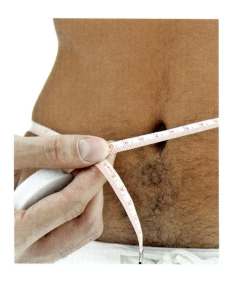

BAUCHUMFANG

Zur Bestimmung des Taillenumfangs nehmen Sie ein Maßband zur Hand und messen Sie in Höhe Ihres Bauchnabels nach. Ist der **Bauchumfang** – der zweite wesentliche Wert zur Beurteilung der Übergewichtigkeit – zu groß (Frauen ≥ 88 cm, Männer ≥ 102 cm), dann bedeutet dies **erhöhte Gefahr für Ihre Gesundheit**. Optimal wäre ein Taillenumfang von < 80 cm bei Frauen und < 94 cm bei Männern, denn ab hier steigt das Risiko für Folgeerkrankungen bereits an.

Gewicht halten und abnehmen

Gewicht halten ist eine Frage der **Energiebilanz**: Die Energie, die wir dem Körper zuführen (kcal), müssen wir wieder verbrauchen.

Also: Kalorienzufuhr = Kalorienverbrauch

Unter **Kalorienzufuhr** versteht man alles, was am Tag gegessen, getrunken, zwischendurch genascht und geknabbert wird. Um die Kalorienzufuhr zu überprüfen, sollten Sie sich eine Kalorienfibel zulegen und ein Ess- und Trinkprotokoll führen, in dem Sie alle Kalorien eintragen. Auf diese Art können Sie gut überprüfen, wie viel Sie täglich bzw. wöchentlich essen und was Sie eventuell weglassen können. Der tägliche Energiebedarf liegt bei Männern bei 2.500 kcal pro Tag, bei Frauen bei 2.000 kcal. Ab 50 Jahren nimmt er ab (2.200/1.800).

DIE MENGE MACHT DAS GIFT

Gegen ein Schnitzel ab und zu ist nichts einzuwenden. Denn Sie haben ja an den Tagen davor und danach die Möglichkeit, wieder Kalorien einzusparen oder zu verbrauchen, damit die Bilanz wieder stimmt.

Unter **Kalorienverbrauch** versteht man die Energie, die der Körper für die Erhaltung der Körperfunktionen und der Körpertemperatur braucht (Grundumsatz), plus jene Energie, die durch bestimmte körperliche Aktivitäten verbraucht wird. Den Grundumsatz kann man schätzen:

Männer: Körpergewicht x 23

Frauen: Körpergewicht x 24 - 10 %

(Übergewichtige Personen rechnen nicht mit ihrem tatsächlichen, sondern mit ihrem Normalgewicht.)

Zu diesen verbrauchten Grundumsatzkalorien zählt man nun noch jene Kalorien, die durch körperliche Aktivitäten und Sport verbrannt werden. Dann weiß man, was der Körper verbraucht. Es sollte genauso viel sein, wie zugeführt wird, oder weniger.

Gewicht reduzieren ist auch eine Frage der Energiebilanz. Wer weniger zuführt, als er verbraucht, nimmt automatisch ab.

Also: Kalorienzufuhr ‹ Kalorienverbrauch

Das Gute daran: Durch mehr Bewegung und Sport, also mehr Kalorienverbrauch, kann man mithelfen, das Gewicht dauerhaft zu reduzieren. Gut für die Gesundheit sind 2.500 kcal, die wöchentlich durch Sport verbraucht werden.

Fazit: Wer abnehmen will, sollte wöchentlich 3.500 kcal einsparen – mit einem Mix aus bewusster, gesunder Ernährung und ausreichend Bewegung.

ZUCKERFALLEN

- Schokolade, Naschereien
- Süßes, Blätterteig- und Plundergebäck
- Mehlspeisen
- Limonade, Fruchtsäfte
- Ketchup
- Obst aus der Dose
- Fruchtjoghurt
- Fertigmüsli
- Fertigdesserts

FETTFALLEN

- Paniertes und Frittiertes, Pommes frites
- Salami, Leberkäse, Würstel
- Pizza
- Butter, Schmalz
- Käse, Schlagobers
- Schokolade, Pralinen
- Chips und Knabbereien
- Torten, Kuchen, Croissants
- Öl, Dressings, Fertigsaucen
- Nüsse, Avocados
- Fastfood, Burger, Kebab

NACH DER KUR

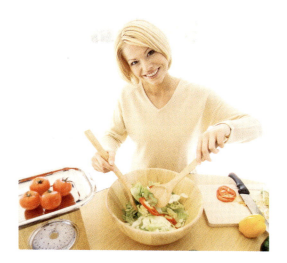

Selbst kochen statt Fertiggerichte

Fertiggerichte enthalten sehr oft viel Fett und Zucker. Versuchen Sie daher, möglichst oft selbst zu kochen, denn dann wissen Sie genau, was Sie auf den Teller bekommen. Viele gesunde, leichte und einfache Rezepte – mit Kalorienangabe – finden Sie im Anhang!

NÄHRWERTANGABEN UND ZUTATENLISTE

Sehen Sie sich die Verpackungen genau an: Auf praktisch jedem Produkt, das Sie einkaufen, finden Sie Angaben über Kaloriengehalt, Fettgehalt, Zuckergehalt u.v.m. Auch die Zutatenliste zeigt, was sich in den Produkten versteckt: Die Zutaten sind immer der Menge entsprechend angeführt, an erster Stelle steht immer die Zutat, die den größten Produktanteil ausmacht. Nicht selten findet man Zucker bereits an erster oder an zweiter Stelle.

BUCHTIPP

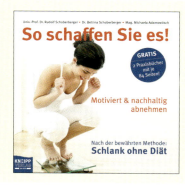

Univ.-Prof. Dr. Rudolf Schoberberger
Dr. Bettina Schoberberger
Mag. Michaela Adamowitsch
So schaffen Sie es!
Motiviert & nachhaltig abnehmen
Mit Tages- und Wochenprotokoll

140 Seiten, farbig, Hardcover
Plus 2 Praxisbücher
ISBN 978-3-7088-0426-2
EUR 19,90 / www.kneippverlag.com

NACH DER KUR

100 kcal sind …

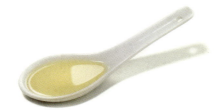

11 g ÖL (= 1 EL)

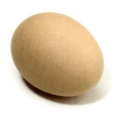

1 Hühnerei

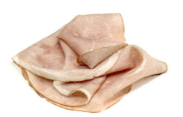

72 g Saunaschinken

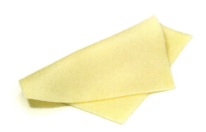

1 Scheibe Gouda

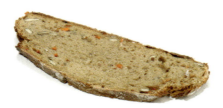

1 Brotscheibe (45 g)

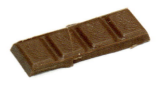

1 Rippe Schokolade

NACH DER KUR

100 kcal sind ...

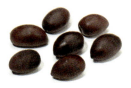

7 Stück schwarze Oliven

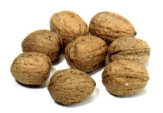

8 Stück Walnüsse

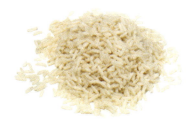

90 g gekochter Reis

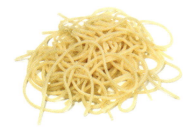

80 g gekochte Spaghetti

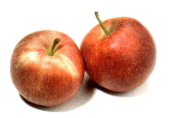

2 kleine Äpfel

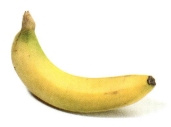

1 Banane

100 kcal sind ...

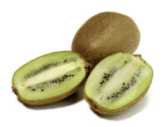

190 g Kiwis

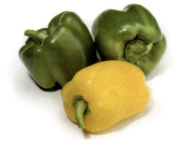

2 grüne, 1 gelber Paprika

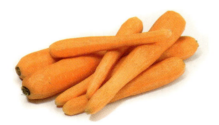

476 g Karotten

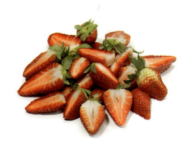

323 g Erdbeeren

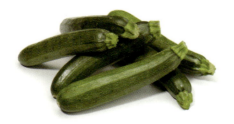

625 g Zucchini

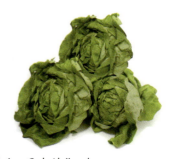

3 kleine Salathäupl

100 kcal sind ...

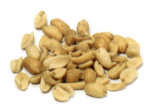

17 g Erdnüsse (34 Stk.)

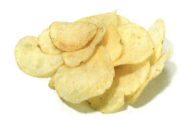

18 Chips

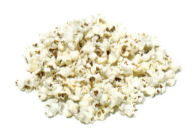

22 g Popcorn

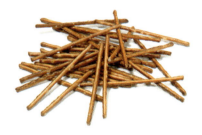

26 g Soletti

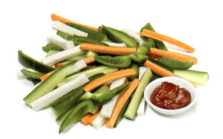

530 g Gemüsesticks

(80 g Karotten, 200 g Gurken, 100 g Sellerie, 150 g Paprika mit 100 g Salsa-Dipp)

NACH DER KUR

So sparen Sie Fett

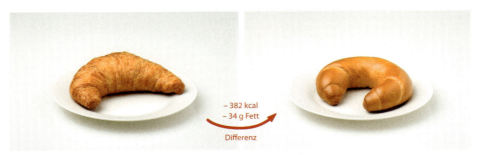

1 Stk. Croissant
(505 kcal, 35 g Fett)

− 382 kcal
− 34 g Fett
Differenz

1 Stk. Kipferl (Hörnchen)
(125 kcal, 1 g Fett)

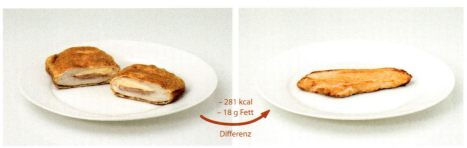

Puten-Cordon-bleu (230 g)
(537 kcal, 27 g Fett)

− 281 kcal
− 18 g Fett
Differenz

Putenschnitzel natur (150 g)
(256 kcal, 9 g Fett)

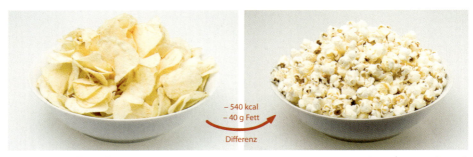

1 Pkt. Chips (170 g)
(950 kcal, 60 g Fett)

− 540 kcal
− 40 g Fett
Differenz

1 Pkt. Popcorn (90 g)
(410 kcal, 20 g Fett)

NACH DER KUR

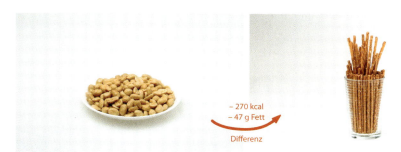

Erdnüsse (100 g)
(580 kcal, 50 g Fett)

− 270 kcal
− 47 g Fett
Differenz

1 Pkt. Salzstangen (80 g)
(310 kcal, 3 g Fett)

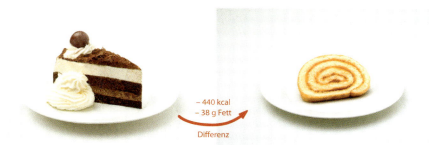

Schwarzwälder-Kirschtorte mit Sahne
(540 kcal, 40 g Fett)

− 440 kcal
− 38 g Fett
Differenz

Biskuitrollade mit Marmelade
(100 kcal, 2 g Fett)

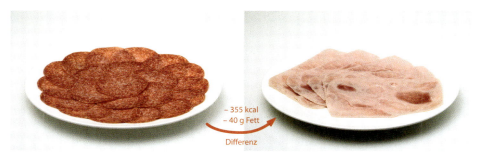

100 g Salami
(480 kcal, 44 g Fett)

− 355 kcal
− 40 g Fett
Differenz

100 g Schinken, gekocht
(125 kcal, 4 g Fett)

NACH DER KUR

Frühstücksvarianten im Vergleich

Weniger günstig

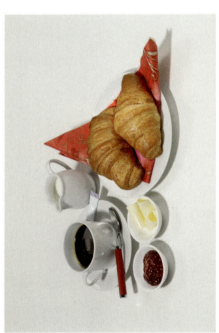

2 Croissants à 66 g	671 kcal,	43,8 g F
Margarine 12 g (1 EL)	85 kcal,	9,6 g F
Himbeermarmelade 25 g	67 kcal	
1 Tasse Kaffee mit Vollmilch und Zucker	28 kcal,	0,7 g F
	= 851 kcal,	54,1 g F

Optimal

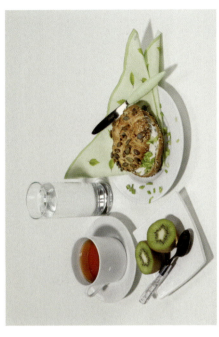

1 Glas Wasser 250 ml	0 kcal	
Kürbiskernweckerl 80 g mit Frischkäse-Kräuteraufstrich leicht 25 g und Schnittlauch; Kiwi 100 g	230 kcal, 50 kcal, 53 kcal	6,7 g F 3,8 g F
1 Tasse Tee, 150 ml (oder Tasse Kaffee mit Leichtmilch)	1 kcal 6 kcal,	0,2 g F
	= 334 kcal,	10,5 g F

NACH DER KUR

Zwischenmahlzeiten im Vergleich

Weniger günstig

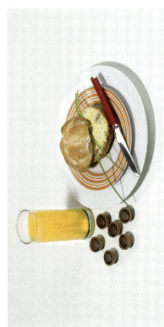

Limonade 250 ml	104 kcal	
Semmel mit Ei-Aufstrich 100 g	332 kcal,	20 g F
6 Stück Toffifee (Karamell-Haselnusspralinen)	264 kcal,	14,4 g F
	= 700 kcal,	**34,4 g F**

Optimal

1 Glas Wasser 250 ml	0 kcal	
Johannisbeersaft gespritzt auf 250 ml	54 kcal	
2 Scheiben Vollkornbrot à 50 g	186 kcal,	1,2 g F
leichter Joghurt-Frischkäseaufstrich 20 g	34 kcal,	2,9 g F
Saunaschinken 30 g	42 kcal,	2 g F
Tomaten 240 g	42 kcal,	0,6 g F
1 Paprika grün 150 g	30 kcal,	0,5 g F
Zwischensumme:	334 kcal,	10,5 g F
1 Banane 150 g	96 kcal,	0,2 g F
100 % Orangensaft 150 ml	70 kcal	
5 Erdbeeren	10 kcal	
2 Toffifee	88 kcal,	4,8 g F
Zwischensumme:	264 kcal,	4,8 g F
	= 652 kcal,	**12,2 g F**

HANDBUCH KUR | **71**

NACH DER KUR

Hauptmahlzeiten im Vergleich

Weniger günstig

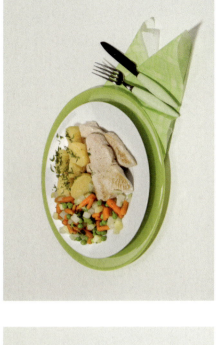

Zwiebelrostbraten 100 g	288 kcal,	18,6 g F
Rösti 130 g	196 kcal,	13 g F
Bratensaft 130 g	53 kcal,	3,3 g F
und Rotkraut 150 g	86 kcal,	3,7 g F
	= 623 kcal,	**38,6 g F**

Optimal

Putenbrust gebraten 100 g	145 kcal,	1,3 g F
Petersilkartoffeln 170 g	241 kcal,	13 g F
Gemischtes Gemüse natur 150 g	98 kcal,	1,2 g F
	= 484 kcal,	**15,5 g F**

NACH DER KUR

Kaffeejause und Dessert im Vergleich

Weniger günstig

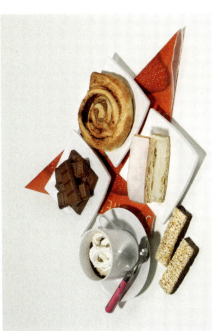

Kaffee 150 ml mit Obers und Kandisin	15 kcal,	2 g F
Cremeschnitte 120 g	539 kcal,	36,7 g F
Nussschnecke 130 g	585 kcal,	31,2 g F
2 Müsliriegel Schoko-Banane à 25 g	224 kcal,	10,4 g F
Vollmilchschokolade 100 g	540 kcal,	30 g F

Optimal

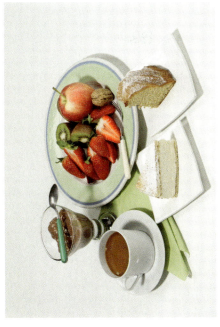

Kaffee mit Milch 150 ml	6 kcal,	0,2 g F
Joghurttorte 75 g	224 kcal,	10 g F
Gugelhupf 85 g	242 kcal,	6,3 g F
Erdbeeren 150 g, Apfel 170 g	46 kcal,	81 kcal
Kiwi 160 g, 1 Walnuss	85 kcal,	13 kcal
	= 225 kcal,	2 g F
Schokopudding mit fettarmer Milch 150 g	140 kcal,	0,5 g F

HANDBUCH KUR | 73

NACH DER KUR

Zuckergehalt von Getränken

Glas Cola 250 ml
107 kcal, 27 g Zucker, 9 Würfel Zucker

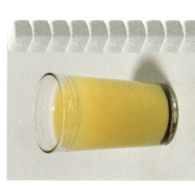

Orangen-Fruchtnektar
157 kcal, 30 g Zucker, 10 Würfel Zucker

1/4 l Limonade pur 250 ml
104 kcal, 25 g Zucker, 8 Würfel Zucker

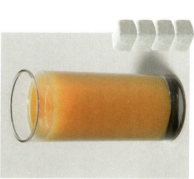

Orangendirektsaft 250 ml
117 kcal, 12 g Zucker, 4 Würfel Zucker

Glas Wasser 250 ml
0 kcal, 0 Zucker

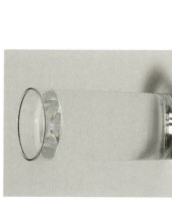

Orangen-Fruchtsaft 250 ml
112 kcal, 11 g Zucker, 3,5 Würfel Zucker

NACH DER KUR

Kaloriengehalt von alkoholischen Getränken

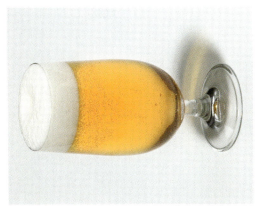

Bier hell 0,3 l
128 kcal, 12 g Alkohol

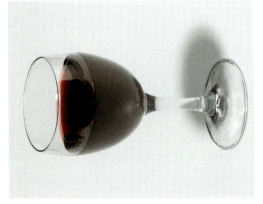

1/8 l Wein rot
83 kcal, 10 g Alkohol

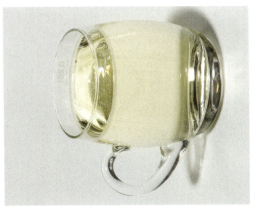

Spritzer 250 ml
90 kcal, 13 g Alkohol

HANDBUCH KUR | **75**

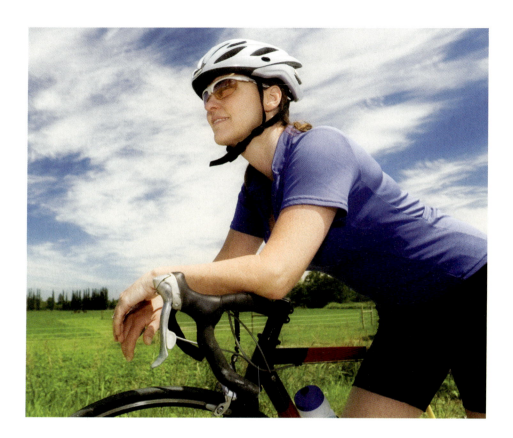

Bewegung

Grundlagen einer gesunden Bewegung

Was früher für den Menschen ganz alltäglich war, müssen wir uns heutzutage hart erarbeiten. Sport und Bewegung sind kein Bestandteil unserer täglichen Arbeit mehr; wir sitzen im Büro, anstatt Felder zu pflügen oder Rehe zu jagen. Dabei ist Bewegung genauso wichtig für unsere Gesundheit wie die richtige Ernährung: Sie stärkt Herz und Kreislauf, trainiert Muskeln und Sehnen, baut Stress ab, beugt Krankheiten vor und steigert das psychische Wohlbefinden.

Planen Sie Sport und Bewegung regelmäßig ein. Empfehlenswert sind mindestens **90 Minuten** Training pro Woche. Personen ab 40 Jahren sollten zuvor einen sportmedizinischen Check durchführen lassen.

DIE RICHTIGE BEWEGUNG NACH DER KUR

Grundsätzlich und immer gilt: Sport darf keine Schmerzen verursachen! Schmerz ist immer ein Alarmsignal. Während Ihres Kuraufenthaltes haben Sie diverse Bewegungsformen, Gymnastikübungen etc. kennengelernt und wissen nun, was für Sie gut ist. Halten Sie sich an diese Empfehlungen und integrieren Sie sie möglichst oft und regelmäßig in Ihren Alltag. Fordern Sie Ihren Körper, ohne ihn zu überfordern.

Ausdauertraining

Es kurbelt den Stoffwechsel an und hält schlank und fit. Es bringt den Kreislauf in Schwung, stärkt das Immunsystem und die Psyche und hilft, Stress abzubauen. Zu den Ausdauersportarten zählen: Laufen, Walking, Radfahren, Schwimmen, Wandern etc. Ideal wären drei- bis viermal pro Woche 30 Minuten. Beachten Sie dabei die Trainingsintensität: Sie sollte zwischen 55 und 70 % der Maximalleistung liegen. Diese ist erreicht, wenn Sie die Anstrengung als „etwas schwer" empfinden und beim Training noch ganze Sätze sprechen können. Zu anstrengendes Trainieren kann Sie in eine gefährliche Herzfrequenzlage bringen.

Krafttraining

Es trainiert gezielt die Muskeln, formt den Körper und stärkt Knochen und Gelenke. Krafttraining findet in der Regel im Fitnessstudio statt, kann aber auch mit Hanteln, Thera-Band und Übungen wie Kniebeugen oder Liegestütz zu Hause durchgeführt werden.

Kombination

Experten empfehlen eine Kombination aus Ausdauer- und Krafttraining, weil Kondition in der Regel schneller aufzubauen ist, als sich der Bewegungsapparat darauf einstellen kann. Zur Stützung der Gelenke ist daher ein gezielter Muskelaufbau notwendig.

Bewegung im Alltag

Planen Sie zusätzliche Bewegung ein, gehen Sie viel zu Fuß, fahren Sie Rad, steigen Sie Treppen hinauf (hinunter gelenkschonend mit dem Lift) usw. Versuchen Sie, einmal täglich außer Atem zu kommen.

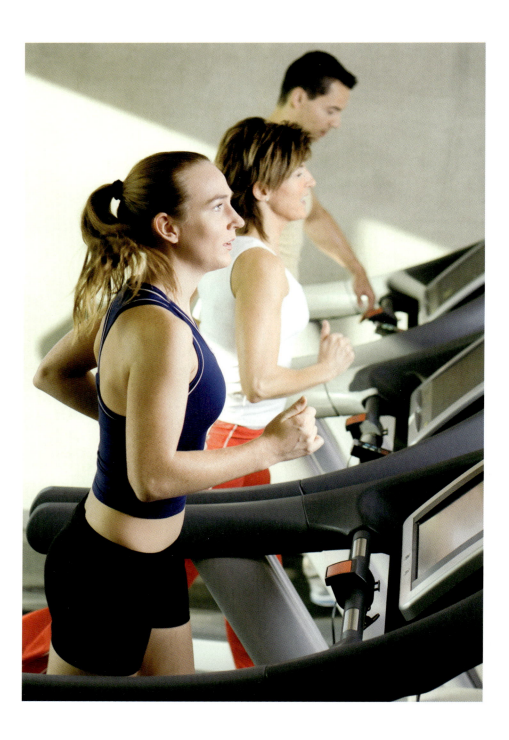

ERNÄHRUNGSTIPPS FÜRS TRAINING

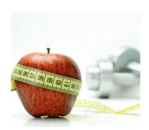

- ▶ Keine fett- und/oder sehr eiweißreiche Mahlzeiten vor dem Training
- ▶ Leicht verdauliche Mahlzeiten, wenn zwischen Essen und Training wenig Zeit liegt
- ▶ Kohlenhydrate und Eiweiß nach dem Training
- ▶ Verdünnte Fruchtsäfte als Sportgetränk

Bewegung und Gewicht

Wie wir schon erfahren haben, trägt regelmäßige Bewegung wesentlich zur Gewichtsregulation bei. Alltagstätigkeiten und Sport verbrauchen Kalorien – und das Gute daran: Je mehr Sport wir betreiben, desto mehr können wir zu uns nehmen. Das Entscheidende dabei ist allerdings, nicht mehr zu essen und zu trinken, als der Körper verbrennen kann. Apropos Verbrennen: Es gibt kein spezielles Fatburning-Training! Nur eine negative Energiebilanz hilft beim Abspecken.

Ausdauertraining tut Herz und Kreislauf gut; Krafttraining baut Muskeln und Knochen auf. Beide Arten des Trainings verbrauchen Energie, und die aufgebaute Muskelmasse lässt den Grundumsatz steigen. Zwei- bis dreimal pro Woche 30 Minuten sind ideal.

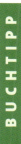
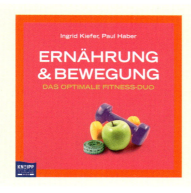

Ingrid Kiefer
Paul Haber
Ernährung & Bewegung
Das optimale Fitness-Duo

168 Seiten, farbig, Hardcover
ISBN 978-3-7088-0453-8
EUR 19,90 / www.kneippverlag.com

Sportarten und Kalorienverbrauch

	55 kg	60 kg	65 kg	70 kg	75 kg	80 kg	85 kg	90 kg	95 kg	100 kg	110 kg	120 kg
Laufen												
8 km/h = 7 min 30 s/km	6,1	6,7	7,2	7,9	8,4	8,9	9,6	10,1	10,9	11,2	12,4	13,5
9 km/h = 6 min 30 s/km	6,8	7,5	8,1	8,9	9,5	10	10,8	11,3	12,2	12,6	13,9	15,2
10 km/h = 6 min/km	7,5	8,3	9	9,8	10,4	11,1	11,8	12,5	13,5	13,9	15,3	16,7
11 km/h = 5 min 50 s/km	9	9,9	10,7	11,7	12,5	13,2	14,2	14,9	16	16,6	18,3	20
12 km/h = 5 min/km	10,4	11,5	12,4	13,6	14,5	15,4	16,5	17,3	18,6	19,3	21,3	23,3
14 km/h = 4 min 20 s/km	11,7	13	14	15,3	16,3	17,3	18,5	19,5	20,9	21,7	23,9	26,2
Radfahren												
8 km/h = 7 min 30 s/km	1,1	1,2	1,3	1,5	1,6	1,7	1,8	1,9	2	2,1	2,3	2,5
16 km/h = 3 min 45 s/km	3,9	4,3	4,6	5,1	5,4	5,7	6,2	6,5	6,8	7,2	8	8,7
24 km/h = 2 min 30 s/km	7,5	8,3	8,8	9,8	10,4	11	11,8	12,4	13,2	13,8	15,2	16,6
32 km/h = 1 min 50 s/km	11,6	12,8	13,8	15	16	17	18,2	19,2	20,3	21,3	23,5	25,6
Golf	3,2	3,5	3,7	4,1	4,4	4,7	5	5,3	5,4	5,8	6,4	6,9
Gymnastik												
Gymnastik, leicht	2,9	3,3	3,5	3,9	4,1	4,4	4,7	5	5,2	5,5	6,1	6,6
Gymnastik, intensiv	10,4	11,5	12,4	13,6	14,5	15,4	16,5	17,4	18,4	19,3	21,3	23,2
Kegeln	2,3	2,3	2,6	2,7	2,9	3,1	3,5	3,5	3,6	3,8	4,1	4,4
Reiten												
Schritt	1,1	1,2	1,3	1,5	1,6	1,7	1,8	1,9	2	2,1	2,3	2,5
leichter Trab	2,1	2,3	2,4	2,7	2,9	3,1	3,3	3,4	3,6	3,8	4,1	4,5
Galopp	5,7	6,3	6,8	7,5	7,9	8,4	9	9,5	10,1	10,6	11,7	12,8
Putzen	2,1	2,3	2,4	2,7	2,9	3,1	3,3	3,4	3,6	3,8	4,1	4,5
Krafttraining	5	5,6	6	6,6	7	7,4	8	8,4	8,9	9,3	9,7	10,2
Billard	0,6	0,7	0,8	0,9	0,9	1	1,1	1,1	1,1	1,2	1,3	1,4
Wasserski	4,5	5	5,4	5,9	6,3	6,6	7,2	7,5	7,9	8,3	9,2	10
Segeln	2,1	2,3	2,4	2,7	2,9	3,1	3,3	3,4	3,6	3,8	4,1	4,5
Karate	9	9,9	10,7	11,7	12,5	13,2	14,2	14,9	16	16,6	18,3	20
Handball	6,6	7,3	7,9	8,7	9,3	9,8	10,5	11,1	11,7	12,3	13,6	14,8
Badminton												
Einzel	3,2	3,5	3,8	4,1	4,4	4,7	5	5,3	5,5	5,8	6,4	6,9
Doppel	2,1	2,3	2,4	2,7	2,9	3,1	3,3	3,4	3,6	3,8	4,1	4,5

NACH DER KUR

	55 kg	60 kg	65 kg	70 kg	75 kg	80 kg	85 kg	90 kg	95 kg	100 kg	110 kg	120 kg
Bergsteigen	6,6	7,3	7,9	8,7	9,2	9,8	10,5	11	11,7	12,3	13,5	14,8
Fußball	6	6,6	7,1	7,8	8,3	8,8	9,4	9,9	10,5	11	12,1	13,2
Gehen												
1,5 km/h = 40 min/km	0,6	0,7	0,8	0,9	0,9	1	1,1	1,1	1,1	1,2	1,3	1,4
3,0 km/h = 20 min/km	1,3	1,5	1,6	1,8	1,9	2	2,2	2,3	2,4	2,5	2,8	3
4,0 km/h = 15 min/km	1,6	1,7	1,9	2,1	2,2	2,4	2,5	2,5	2,5	2,9	3,2	3,4
5,0 km/h = 12 min/km	2,1	2,3	2,4	2,7	2,9	3,1	3,3	3,4	3,6	3,8	4,1	4,5
5,5 km/h = 11 min/km	2,6	2,9	3	3,3	3,6	3,8	4	4,3	4,5	4,7	5,2	5,6
6,0 km/h = 10 min/km	2,8	3,2	3,4	3,8	4	4,3	4,9	4,9	5,1	5,4	6	6,5
6,5 km/h = 9 min/km	3,9	4,3	4,4	5,1	5,4	5,7	6,2	6,5	6,8	7,2	8	8,7
7,0 km/h = 8 min 30 s/km	4,5	5	5,4	5,9	6,3	6,6	7,2	7,5	7,9	8,3	9,2	10
Skaten, 15 km/h	3,9	4,3	4,6	5,1	5,4	5,7	6,2	6,5	6,8	7,2	8	8,7
Schwimmen												
20 m/min	2,6	2,9	3	3,4	3,7	3,9	4,1	4,4	4,6	4,8	5,3	5,7
30 m/min	4,5	5	5,3	5,9	6,3	6,6	7,2	7,5	7,9	8,3	9,2	10
Ski alpin	6,6	7,3	7,9	8,7	9,3	9,8	10,5	11,1	11,7	12,3	13,6	14,8
Skilanglauf												
4 km/h = 15 min/km	4,8	5,3	5,7	6,3	6,7	7,1	7,6	8	8,5	8,9	9,8	10,7
6 km/h = 10 min/km	6,6	7,3	7,9	8,7	9,3	9,8	10,5	11,1	11,7	12,3	12,6	12,8
8 km/h = 12 min/km	8	8,9	9,5	19,4	11,1	11,8	12,7	13,3	14,1	14,8	16,3	17,8
Squash	5,6	7,6	8,2	9	9,6	10,1	10,9	11,4	12,1	12,7	14	15,3
Tanzen												
Gesellschaftstanz	2,4	2,9	3	3,4	3,7	3,9	4,1	4,4	4,6	4,8	5,3	5,7
Disco	4,2	4,7	5	5,5	5,9	6,2	6,7	7,1	7,4	7,8	8,7	9,4
Tennis												
Einzel	4,8	5,3	5,7	6,3	6,7	7,1	7,6	8	8,5	8,9	9,8	10,7
Doppel	2,9	3,3	3,5	3,9	4,1	4,4	4,7	5	5,2	5,5	6,1	6,6
Tischtennis	2,8	3,1	3,3	3,7	3,9	4,2	4,5	4,8	4,9	5,2	5,8	6,3
Wandern, 5 km/h	4,2	4,7	5	5,5	5,9	6,2	6,7	7,1	7,4	7,8	8,7	9,4
Nordic Walking	5	5,6	6,1	6,3	7,2	7,8	7,9	8,6	9	9,2	9,9	11

Energieverbrauch durch Bewegung: Die Zahlen in den Tabellenfeldern geben den Energieverbrauch pro Minute in kcal an. Suchen Sie in den Zeilen Ihre Sportart und in den Spalten Ihr aktuelles Körpergewicht. Dann multiplizieren Sie den angegebenen Wert mit der Belastungsdauer in Minuten, um Ihren Energieverbrauch zu berechnen. Diesen Kalorienwert dürfen Sie von Ihrem Nahrungsenergiewert direkt abziehen.

Die „besten" Sportarten

Sport soll in erster Linie Spaß machen und das Wohlbefinden steigern. Zu viel Sport, z. B. Extremsport, kann leider das Gegenteil bewirken. Ab einem gewissen Grad an Anstrengung erschöpft der Körper völlig und bildet freie Radikale, die unserer Gesundheit schaden. Daher lautet die Devise: Mit Maß und Ziel, aber dabei ordentlich ins Schwitzen kommen.

Suchen Sie sich eine Sportart, die Ihnen Spaß macht. Vielleicht trainieren Sie lieber in einer Gruppe, spielen gerne in einem Verein oder gehen gerne mit Freunden laufen. Oder Sie wollen bei Sport komplett abschalten und sind lieber für sich alleine.

TIPPS FÜR EINSTEIGER
- ▶ Erhöhen Sie Ihr sportliches Pensum erst nach und nach.
- ▶ Steigern Sie nach ein paar Wochen die Häufigkeit und trainieren Sie öfters.
- ▶ Steigern Sie danach auch die Dauer.
- ▶ Zuletzt steigern Sie die Intensität.
- ▶ Beginnen Sie mit einem Ausdauertraining.
- ▶ Vor Trainingsbeginn empfiehlt sich ein sportmedizinischer Check.

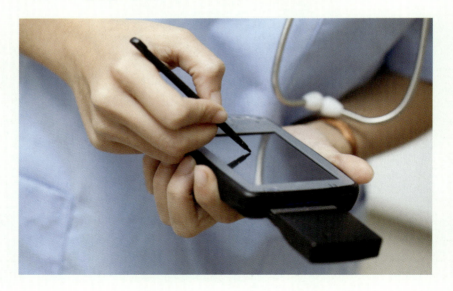

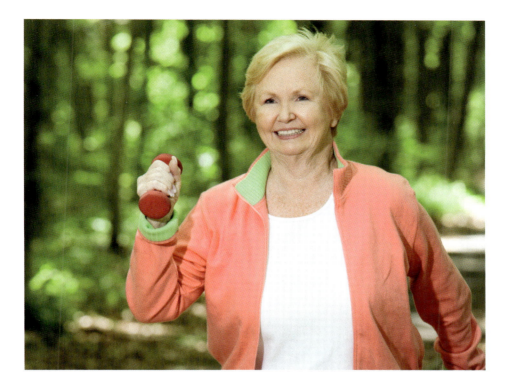

Walking und Nordic Walking

Walking bedeutet zügiges Gehen und ist ideal für Einsteiger. Das Tempo ist gemäßigt und kann lange durchgehalten werden. Das trainiert die Ausdauer. Die Belastung für Sehnen, Bänder und Gelenke ist wesentlich geringer als beim Laufen. Beim Nordic Walking kommen zusätzlich Stöcke zum Einsatz, ähnlich wie beim Skilanglauf. Beide Sportarten trainieren 80 Prozent aller Muskeln und eignen sich für übergewichtige Personen. Werden die Bewegungen nicht richtig ausgeführt, kann sich das negativ auswirken, daher sollten Anfänger das richtige Walken in einem Kurs erlernen.

Laufen

Laufen ist die klassische Ausdauersportart, kann überall durchgeführt werden und hilft sehr gut bei der Gewichtsreduktion. Anfänger sollten langsam beginnen und Tempo und Länge langsam steigern. Entscheidend sind die richtigen Laufschuhe, lassen Sie sich beim Kauf beraten und eventuell eine Laufanalyse durchführen. Laufen sollte auch nicht in Hetzen ausarten, behalten Sie Ihre Herzfrequenz im Auge!

Radfahren

Radfahren ist eine sehr alltagstaugliche Sportart. Sie kann im Freien und auf dem Hometrainer zu Hause durchgeführt werden. Radfahren schont die Gelenke, fördert (im Freien) die Koordination und kann einfach gesteigert werden. Lassen Sie sich von Ihrem Arzt beraten, ob Radfahren für Sie infrage kommt.

Wandern

Wandern und Bergwandern bringen Sie nicht nur an die frische Luft, sondern trainieren auch Herz und Kreislauf und fördern die Koordination. Wichtig sind perfekt sitzende Wanderschuhe und bei Gelenksproblemen Wanderstöcke für den Abstieg. Gehen Sie es behutsam und Ihren Fähigkeiten entsprechend an und überfordern Sie sich zunächst nicht mit der Überwindung vieler Höhenmeter, sondern steigern Sie sich langsam.

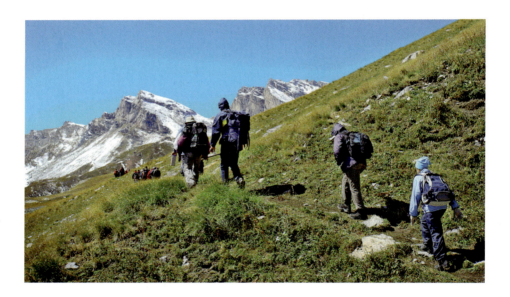

Schwimmen

Schwimmen beeinflusst den gesamten Bewegungsapparat, kann bei Wirbelsäulenproblemen allerdings nur eingeschränkt empfohlen werden, da vor allem das Brustschwimmen mit herausgestrecktem Kopf ungünstig ist. Lassen Sie sich daher von Ihrem Arzt beraten, welcher Schwimmstil für Sie von Vorteil ist. Schwimmen trainiert das Herz-Kreislauf-System und die Atmung und schont die Gelenke.

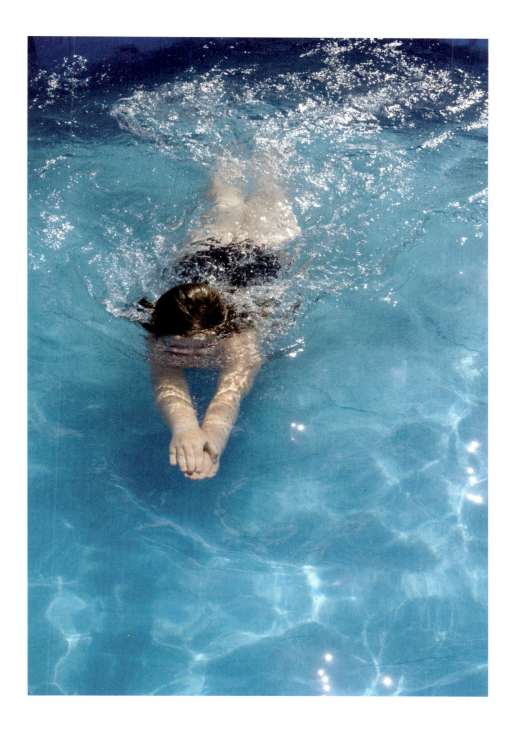

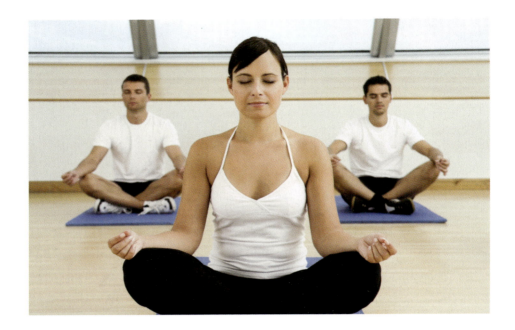

Stressmanagement

Stress erkennen und Burn-out vermeiden

Stress zählt heute leider zu einem schier unausweichlichen Phänomen. Vor allem die Anforderungen am Arbeitsplatz verlangen uns immer mehr ab. Doch auch privat tappt man leicht in die Stressfalle. Dabei ist Stress nicht prinzipiell schlecht. **Stressreaktionen** treten immer dann auf, wenn wir mit Veränderungen und Anforderungen zurechtkommen müssen. Das können ganz einfache Dinge wie Hunger oder Kälte sein. Stress setzt unsere Überlebensinstinkte frei und gibt uns die Kraft, diese Situationen zu meistern, ist also lebensnotwendig.

Stress unterscheidet man in **guten** und **schlechten Stress**. Guter Stress entsteht immer dann, wenn wir uns neuen Aufgaben und Herausforderungen stellen, Alltagsaufgaben bewältigen und anspruchsvollen Hobbys nachgehen. Dabei sind die Aufgaben überschaubar und der Stress dauert nicht allzu lange an. Nach getaner Arbeit hat man ein zufriedenes Gefühl und kann sich wieder erholen.

Schlechter Stress bedeutet, dass er zu lange andauert. Das Gleichgewicht zwischen Aktivität und Ruhephase ist verloren gegangen, man fühlt sich unter Dauerstress. Man hat das

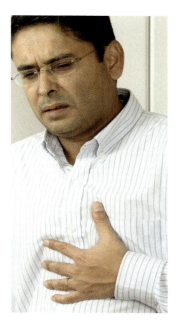

Gefühl, die Zeiten werden sich nie bessern, es wird nie wieder Ruhe einkehren. Dauert die Belastung länger an, werden die Energiereserven aufgebraucht, was schlussendlich zum sogenannten Burn-out-Syndrom, also zur **vollständigen Erschöpfung**, führen kann.

Körperliche und psychische Auswirkungen von Stress

Körperliche Symptome von Stress:
- Schlafprobleme
- Muskelverspannungen
- Kopfschmerzen
- Magenschmerzen, Übelkeit
- Bluthochdruck, Herzrasen
- Herzrhythmusstörungen
- Herzinfarkt
- Kreislauferkrankungen
- Erhöhte Blutfett- und Blutzuckerwerte
- Nervöse Schnellatmung (Hyperventilation)
- Wiederholte und chronische Infektionen (v. a. Erkältungskrankheiten)
- Hautausschläge

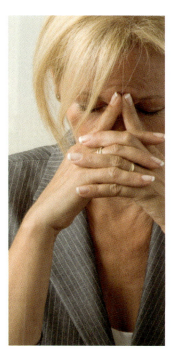

Psychische Symptome von Stress:
- Konzentrations-, Gedächtnis- und Verständnisstörungen
- Mutlosigkeit
- Nervosität, innere Unruhe
- Angstzustände
- Depressive Verstimmung
- Verzweiflung
- Mangelndes Selbstvertrauen

Test: Wie stressanfällig sind Sie?

Hinweis zum Test. Der Stresstest wurde von Lyle Miller und Alma Dell Smith vom Medical Center der Universität Boston entwickelt und soll dazu auffordern, die eigene Stresssituation zu überprüfen. In jeder der 20 Fragen ist eine Wertungszahl von 1 (trifft immer zu) bis 5 (trifft niemals zu) anzukreuzen, je nachdem, in welchem Ausmaß die emotionale Stresssituation zutrifft. Es ist auch dann ein Kreuz zu machen, wenn eine Frage nicht zutrifft – beispielsweise für Nichtraucher die Antwort-Zahl 1 der Frage 6.

		immer		manchmal		nie
1.	Ich esse wenigstens 1 x am Tag eine warme vollwertige Mahlzeit.	1	2	3	4	5
2.	Ich schlafe 7 bis 8 Stunden wenigstens in 4 Nächten pro Woche.	1	2	3	4	5
3.	Ich gebe und empfange Liebe und Zuneigung.	1	2	3	4	5
4.	Ich habe wenigstens einen Verwandten innerhalb von 80 km, auf den ich mich verlassen kann.	1	2	3	4	5
5.	Ich trainiere mindestens 2 x pro Woche mit maximaler Atmung.	1	2	3	4	5
6.	Ich beschränke mich auf weniger als ein halbes Päckchen Zigaretten pro Tag.	1	2	3	4	5
7.	Ich nehme weniger als 5 Alkoholdrinks pro Woche zu mir.	1	2	3	4	5
8.	Ich habe das meiner Größe entsprechende Gewicht.	1	2	3	4	5
9.	Mit meinem Einkommen kann ich meine Lebensausgaben bestreiten.	1	2	3	4	5
10.	Ich werde gestärkt durch meinen religiösen Glauben.	1	2	3	4	5
11.	Ich besuche regelmäßig gesellschaftliche und soziale Anlässe.	1	2	3	4	5
12.	Ich habe viele Freunde und Bekannte.	1	2	3	4	5
13.	Ich habe einen oder mehrere Freunde, denen ich meine persönlichen Probleme anvertrauen kann.	1	2	3	4	5
14.	Ich bin gesund (einschl. Sehen, Hören, Zähne).	1	2	3	4	5
15.	Ich kann offen über meine Gefühle reden, wenn ich besorgt bin.	1	2	3	4	5

16. Ich spreche regelmäßig mit meinen Mitmenschen über häusliche Probleme, z. B. Geld, Hausarbeit.	1	2	3	4	5
17. Ich mache etwas mir zur Freude, wenigstens 1 x pro Woche.	1	2	3	4	5
18. Ich bin in der Lage, meine Zeit zu organisieren.	1	2	3	4	5
19. Ich trinke weniger als 3 Tassen Kaffee (oder koffeinhaltige Getränke) am Tag.	1	2	3	4	5
20. Ich nehme mir Zeit zum Ausruhen während des Tages.	1	2	3	4	5

Auswertung: Um den eigenen Stress-Score zu ermitteln, müssen Sie alle angekreuzten Antwort-Zahlen addieren und 20 abziehen.
Score unter 20: Sie haben eine ausgezeichnete Widerstandsfähigkeit gegen Stress.
Score 30 bis 50: Sie sind anfällig für Stress.
Score über 50: Sie sind ernsthaft verwundbar.

Mit Ernährung und Bewegung gegen den Stress

Unser Ernährungsverhalten ändert sich meistens, wenn wir unter Stress stehen. Während die einen keinen Bissen mehr hinunterkriegen und bei Stress **hungern**, neigen die anderen dazu, bei Stress mehr zu essen, öfters zu naschen und sich mit Essen zu **beruhigen**. Überlegen Sie für sich, welcher Typ Sie sind. Gerade in stressigen Zeiten ist es wichtig, die gesunde Ernährung nicht aus den Augen zu verlieren: Essen Sie regelmäßig Obst und Gemüse und versuchen Sie, den Stress nicht noch zusätzlich anzuheizen: durch Zucker, Süßigkeiten, Knabbereien, zu viel Kaffee oder Alkohol.

Sport und **Bewegung** sind der ideale Ausgleich zu Stress. Auch wenn Sie wenig Zeit haben: Gehen Sie regelmäßig an die frische Luft und vernachlässigen Sie Ihr Sportprogramm nicht. Sie werden sehen, um wie viel besser Sie sich danach fühlen und schlussendlich auch leistungsfähiger sind!

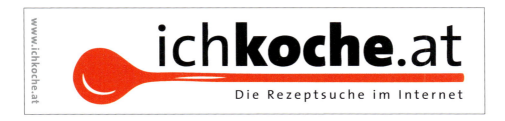

TIPPS ZUM STRESSMANAGEMENT

▶ Finden Sie heraus, wo der Stress herkommt. Was davon können Sie beeinflussen? Was oder wer kann Ihnen dabei helfen?

▶ Überprüfen Sie Ihre bisherigen Stressbewältigungsstrategien. Waren sie erfolgreich?

▶ Nehmen Sie sich das Recht auf Ruhezeiten und tun Sie etwas für sich selbst. Gönnen Sie sich regelmäßig eine Auszeit.

▶ Überprüfen Sie Ihr Zeitmanagement. Können Sie etwas verbessern oder etwas delegieren?

▶ Schrauben Sie Ihren Perfektionismus hinunter.

▶ Sagen Sie auch manchmal Nein!

▶ Testen Sie verschiedene Entspannungsmethoden, bis Sie die richtige für Sie gefunden haben.

▶ Sorgen Sie für ausreichend Schlaf.

▶ Holen Sie sich Hilfe beim Arzt oder Psychotherapeuten, wenn Sie den Stress alleine nicht in den Griff bekommen.

BUCHTIPP

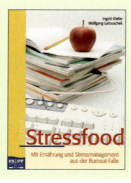

Ingrid Kiefer
Wolfgang Lalouschek
Stressfood
Mit Ernährung und Stressmanagement
aus der Burnout-Falle

128 Seiten, farbig, Softcover mit Klappen
ISBN 978-3-7088-0459-0
EUR 14,90 / www.kneippverlag.com

Anhang

ANHANG

Adressen

Pensionsversicherungsanstalt (PVA)
Friedrich-Hillegeist-Straße 1
1021 Wien
Tel.: 050303
Fax: 050303-288 50
E-Mail: pva@pva.sozvers.at
Homepage:
www.pensionsversicherung.at

**Versicherungsanstalt
öffentlich Bediensteter (BVA)**
Josefstädter Straße 80
1080 Wien
Tel.: 050405
Fax: 050405-22900
E-Mail: postoffice@bva.at
Homepage: www.bva.at

**Sozialversicherungsanstalt
der gewerblichen Wirtschaft (SVA)**
Wiedner Hauptstraße 84-86
1051 Wien
Tel.: 01/546 54-0
Fax: 01/546 54-385
Homepage: http://esv-sva.sozvers.at

**Sozialversicherungsanstalt
der Bauern (SVB)**
Ghegastraße 1
1030 Wien
Tel.: 01/797 06
Fax: 01/797 06-1300
E-Mail: info@svb.at
Homepage: www.svb.at

**Versicherungsanstalt
für Eisenbahnen und Bergbau (VAEB)**
Linke Wienzeile 48-52
1060 Wien
Tel.: 0502350-0
E-Mail: direktion@vaeb.at
Homepage: www.vaeb.at

**Krankenfürsorgeanstalt
der Bediensteten der Stadt Wien (KFA)**
Schlesingerplatz 5
1080 Wien
Tel.: 01/40436-0
Fax: 01/40436-99-46863
E-Mail: generaldirektion@kfa.co.at
Homepage: www.kfa.co.at

**Krankenfürsorgeanstalt
der Länder und Gemeinden**
Alle weiteren Adressen entnehmen Sie
bitte dem örtlichen Telefonbuch bzw.
www.herold.at

**Hauptverband der österreichischen
Sozialversicherungsträger (HVB)**
Kundmanngasse 21
1030 Wien
Tel.: 01/711 32-0
Fax: 01/711 32-3777
E-Mail:
posteingang.allgemein@hvb.sozvers.at
Homepage: www.hauptverband.at

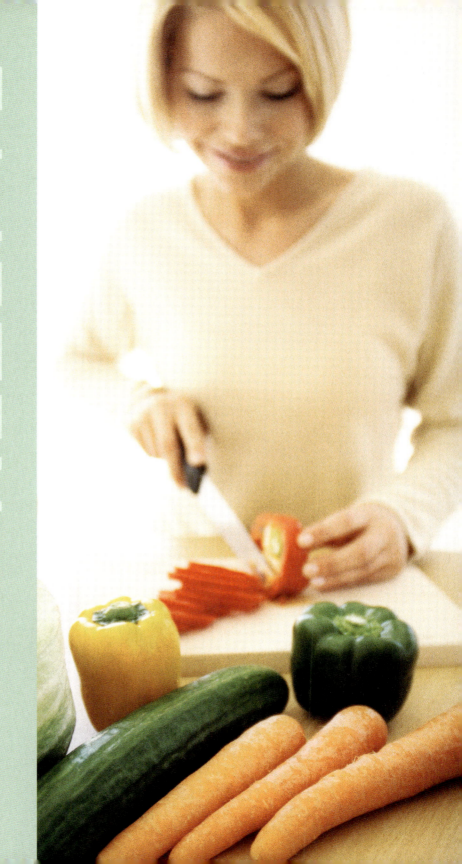

REZEPTE

Waldviertler Erdäpfelsuppe

ZUTATEN FÜR 8 PERSONEN:

3 EL Öl
1 kleine Zwiebel
50 g Hamburgerspeck
200 g Erdäpfel, roh gewogen
1 l Rindssuppe
100 g Gemüsewürferl
(Karotten, Gelbe Rüben, Sellerie)
20 g Mehl
Salz, Pfeffer
Knoblauch
Majoran
Kümmel
4 EL Sauerrahm
Petersilie

Zwiebel hacken, Speck und Erdäpfel würfelig schneiden. Alles in Öl anschwitzen und mit Suppe aufgießen. Gemüsewürfel zugeben und mit Mehl stauben.

So lange kochen, bis die Erdäpfel weich sind. Nun mit den Gewürzen abschmecken, mit Sauerrahm verfeinern und mit gehackter Petersilie bestreuen.

	kcal	Eiweiß	Fett	KH	Bst	BE
1 Portion	170	10 g	11 g	8 g	2 g	0,5

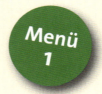

Alle Rezepte zu »Menü 1« und noch viele mehr finden Sie in »Ein Kochtopf voll Gesundheit«

BUCHTIPP

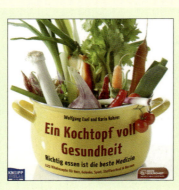

Wolfgang Exel
Karin Rohrer
Ein Kochtopf voll Gesundheit
Richtig essen ist die beste Medizin

192 Seiten, farbig, Hardcover
ISBN 978-3-7088-0484-2
EUR 24,95 / www.kneippverlag.com

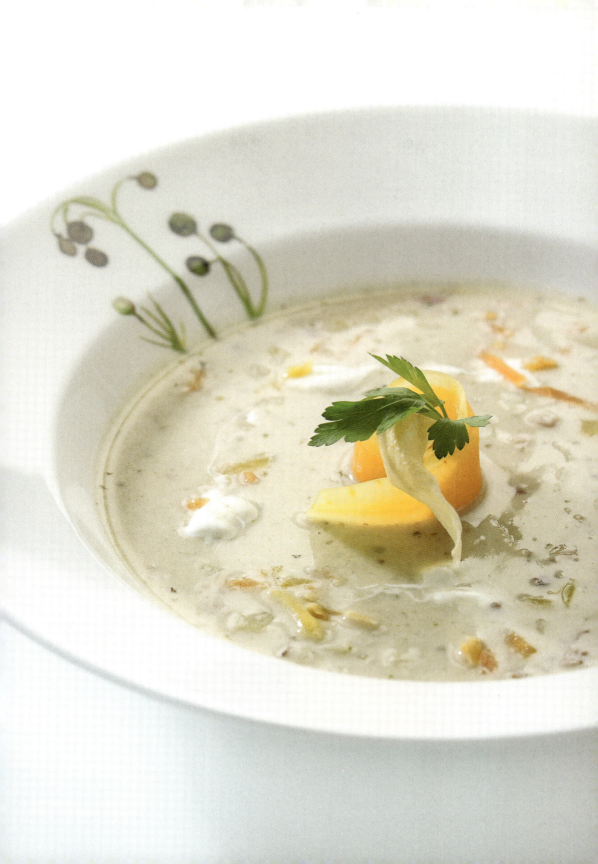

Gefüllte Roulade vom Bio-Rind

ZUTATEN FÜR 4 PERSONEN:

4 Rindsschnitzel à 150 g
Salz, Pfeffer
Senf
4 EL Öl

Fülle:
280 g Wurzelgemüse
(Karotten, Gelbe Rübe, Sellerie),
in dünne Streifen geschnitten
40 g Speck
Senf

Soße:
200 g Wurzelgemüse
(Karotten, Gelbe Rübe, Sellerie),
in dünne Streifen geschnitten
1/4 l Rotwein
Tomatenmark
1/2 l Rindssuppe
Wacholderbeeren,
Lorbeerblatt
20 g Mehl
4 TL Sauerrahm
4 TL Preiselbeeren
Thymian, Rosmarin

Rindsschnitzel salzen, pfeffern und mit Senf bestreichen. Mit einem Teil des Gemüses und dem Speck befüllen und zu Rouladen rollen. Rouladen mit Zahnstochern, Nadeln oder Klemmen verschließen bzw. mit Küchengarn zusammenbinden. Danach die Rouladen in Öl anbraten.

Rouladen aus der Pfanne nehmen und restliches Gemüse darin rösten, tomatisieren und nochmals gut durchrösten. Mit Rotwein ablöschen und anschließend mit der Suppe aufgießen. Wacholderbeeren und Lorbeerblatt dazugeben. Rouladen wieder einlegen und 1/2 Stunde zugedeckt dünsten. Danach Wacholderbeeren und Lorbeerblatt entfernen.

Mehl und Sauerrahm mit 1/8 l Wasser verrühren und damit die Soße binden. Bei Bedarf etwas Wasser angießen. Mit Preiselbeeren verfeinern, mixen und mit Thymian und Rosmarin abschmecken.

	kcal	Eiweiß	Fett	KH	Bst	BE
1 Portion	410	43 g	17 g	13 g	5,5 g	0,5

Vanille-Heidelbeercreme

ZUTATEN FÜR 4 PERSONEN:

3/8 l Milch
2 EL Vanillepuddingpulver
flüssiger Süßstoff
Rum
150 g Magertopfen
200 g Heidelbeeren
Zitronensaft

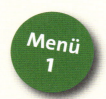

Puddingpulver in einigen Esslöffeln kalter Milch verrühren, restliche Milch zum Kochen bringen und gelöstes Puddingpulver einkochen. Pudding mit Süßstoff und Rum abschmecken und zugedeckt überkühlen lassen.

Die Heidelbeeren mit einer Gabel zerdrücken und mit etwas Zitronensaft abschmecken. Den Magertopfen mit einer Schneerute in den Pudding einrühren und die Hälfte davon mit den Heidelbeeren vermischen.

Vier hohe Gläser abwechselnd mit einem Esslöffel Vanille- und Heidelbeercreme befüllen.

	kcal	Eiweiß	Fett	KH	Bst	BE
1 Portion	105	9 g	2 g	13 g	3 g	1

So schaffen Sie es!
Motiviert & nachhaltig abnehmen

Nach der bewährten Methode von »Schlank ohne Diät«
Mit 2 Praxisbüchern (Tages- und Wochenprotokoll)

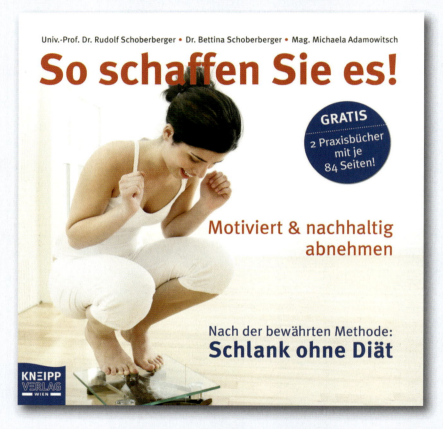

Univ.-Prof. Dr. Rudolf Schoberberger/ Dr. Bettina Schoberberger / Mag. Michaela Adamowitsch
So schaffen Sie es!
140 Seiten, farbig, Hardcover, Plus 2 Praxisbücher
ISBN 978-3-7088-0426-2
EUR 19,90 / www.kneippverlag.com

Die Kalorienfibeln im Kneippverlag

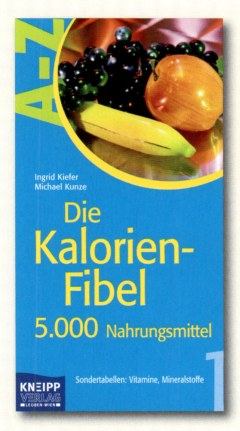

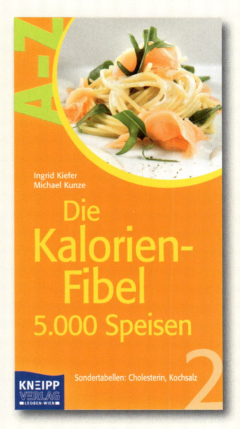

Ingrid Kiefer / Michael Kunze
Die Kalorien-Fibel 1
5.000 Nahrungsmittel
300 Seiten, farbig, Softcover
ISBN 978-3-7088-0382-1
EUR 12,90 / www.kneippverlag.com

Ingrid Kiefer / Michael Kunze
Die Kalorien-Fibel 2
5.000 Speisen
276 Seiten, farbig, Softcover
ISBN 978-3-7088-0391-3
EUR 12,90 / www.kneippverlag.com

ANHANG / REZEPTE / **MENÜ 2**

Spargelsalat mit Erdbeeren und Basilikum-Zitrusette

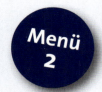

ZUTATEN FÜR 4 PERSONEN:

Salat:
1 kg weißer Spargel
Salz
1/2 Bio-Zitrone, dicke Scheiben
1 TL Zucker
1 TL Butter
250 g Erdbeeren, kleine Stücke

Basilikum-Zitrusette:
Saft von 1 großen Zitrone
4 EL Spargel-Kochwasser
Salz
Pfeffer
1 EL Olivenöl
1 TL Bio-Zitronenschale, fein gehackt
1 Bund Basilikum, fein geschnitten

Spargel großzügig schälen, die trockenen Enden abschneiden. Salzwasser mit Zitronenscheiben, Zucker und Butter zum Kochen bringen. Den Spargel darin ca. 12 Minuten bissfest köcheln.

Für das Dressing Zitronensaft und Spargelkochwasser mit Salz und Pfeffer verrühren. Mit einem kleinen Schneebesen oder der Gabel das Olivenöl langsam unterrühren. Zitronenschale und Basilikum untermischen.

Spargel aus dem Sud nehmen, auf einer Platte anrichten. Vorsichtig mit der Basilikum-Zitrusette vermischen, mit den Erdbeeren bestreuen.

	kcal	Eiweiß	Fett	KH	Chol
1 Portion	99	5 g	3 g	11 g	0 mg

Alle Rezepte zu »**Menü 2**« und noch viele mehr finden Sie in »Die schlanke Küche«

BUCHTIPP

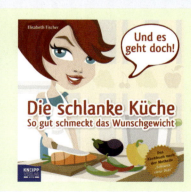

Elisabeth Fischer

Die schlanke Küche
So schmeckt das Wunschgewicht

192 Seiten, farbig, Hardcover
ISBN 978-3-7088-0483-5
EUR 19,95 / www.kneippverlag.com

Chili con Carne

ZUTATEN FÜR 4 PERSONEN:

2 EL Olivenöl
1 Zwiebel, fein gehackt
3 Knoblauchzehen, fein gehackt
250 mageres Rinderhack (Rindsfaschiertes)
Salz
2 EL Sojasoße
1 TL edelsüßes Paprikapulver
1 TL Oregano
1 TL gemahlener Koriander
1/2 TL gemahlener Cumin (Kreuzkümmel)
1 Chilischote
1 kleine Dose gewürfelte Tomaten
600 ml Gemüsebrühe (Gemüsesuppe)
1 große Dose Kidney-Bohnen, abgetropft
Salz

Öl in einem beschichteten Topf erhitzen. Zwiebeln darin zuerst weich dünsten, dann unter Rühren goldgelb braten.

Knoblauch und Rinderhack untermischen, leicht salzen, kurz unter Rühren braten. Sojasoße, Paprikapulver, Oregano, Koriander, Cumin und Chili dazugeben, kurz unter Rühren braten.

Die Tomaten untermischen und alles ca. 8 Minuten köcheln. Gemüsebrühe unterrühren, zum Kochen bringen und 6 Minuten leicht köcheln.

Bohnen dazugeben und alles gut vermischen. Chili con Carne noch 6 Minuten köcheln, bei Bedarf noch etwas Gemüsebrühe unterrühren. Mit Salz und Chili abschmecken.

1 Portion	kcal	Eiweiß	Fett	KH	Chol
	234	21 g	9 g	16 g	38 mg

TIPP

VOR IHREN AUGEN DURCHGEDREHT – HÄLT SCHLANK

Kaufen Sie kein abgepacktes Hackfleisch (Faschiertes) im Supermarkt. Wählen Sie ein mageres Stück Fleisch aus und lassen Sie dieses vor Ihren Augen frisch durch den Wolf drehen. Nur so sind Sie sicher, dass sich kein ungewolltes Fett in den Topf schleicht – und selbstverständlich ist das Hackfleisch dann auch topfrisch.

Zwetschken-Kuchen

ZUTATEN FÜR 12 STÜCK:

Teig für 2 Kuchenböden:
300 g feines Weizenvollkornmehl
100 g weiche Butter, kleine Stücke
1/8 l lauwarme Milch
1 TL brauner Zucker
1/4 TL Salz
1 Päckchen Trockenhefe (Trockengerm)
1/2 TL Butter für die Form

Belag:
500 g Zwetschken
1 EL Semmelbrösel (Paniermehl)
2 EL Mandelsplitter
1/2 EL brauner Zucker
150 g Joghurt (1 % Fett)
2 Eier
2 Päckchen Naturvanillezucker
abgeriebene Schale von 1/2 Bio-Zitrone
1/4 TL Zimt

In einer Schüssel Weizenvollkornmehl, Butter, Milch, Zucker, Salz und Trockenhefe vermischen und daraus einen geschmeidigen Teig kneten. Teig zugedeckt 1 Stunde gehen lassen.

Den Backofen auf 180 °C vorheizen. Zwetschken entkernen, halbieren und die Hälften nochmals leicht einschneiden.

Eine Springform (26 cm Durchmesser) mit 1/2 TL Butter ausstreichen. Die halbe Teigmenge dünn ausrollen und die Kuchenform damit auslegen. Dabei einen Teigrand 3 cm hoch stehen lassen.

Den Kuchenboden mit Semmelbröseln bestreuen und eng mit Zwetschkenschnitzen belegen. Mandelsplitter und braunen Zucker darüberstreuen.

Für den Kuchenguss Joghurt mit Eiern, Vanillezucker, Zitronenschale und Zimt glatt rühren, über die Zwetschken gießen. Den Kuchen im vorgeheizten Ofen auf der mittleren Schiene 35–40 Minuten backen und auf einem Kuchengitter abkühlen lassen.

	kcal	Eiweiß	Fett	KH	Chol
1 Portion	135	4 g	6 g	16 g	48 mg

Menü 2

Nichtraucher werden, ohne zuzunehmen

Mit 10-Wochen-Erfolgsprogramm

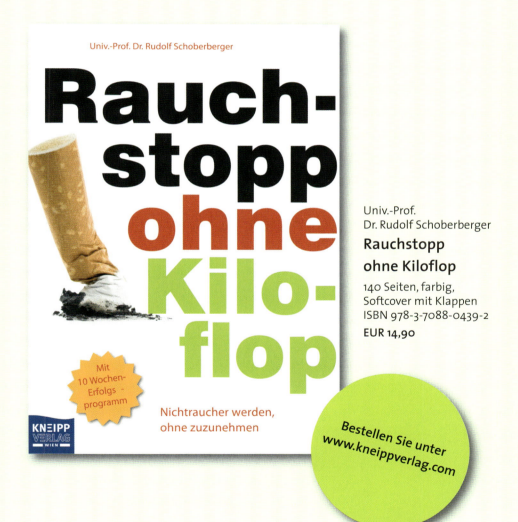

Univ.-Prof.
Dr. Rudolf Schoberberger
Rauchstopp ohne Kiloflop
140 Seiten, farbig,
Softcover mit Klappen
ISBN 978-3-7088-0439-2
EUR 14,90

Bestellen Sie unter www.kneippverlag.com

Selleriecremesuppe mit Kren

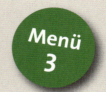

ZUTATEN FÜR 4 PERSONEN:

1 l Gemüsebrühe
1 EL Rapsöl
1 Zwiebel
250 g Sellerie
1/16 l Weißwein
1 l Gemüsebrühe
125 ml Magermilch
20 g Dinkelmehl
Kren, gerissen
frische Petersilie

Klein geschnittene Zwiebel in etwas Öl anrösten, Sellerie grob würfeln und beifügen. Das Gemüse mit Weißwein ablöschen und mit Gemüsebrühe aufgießen. Sellerie mit einem Pürierstab fein pürieren und anschließend mit Mehl, das man zuvor in kalter Milch verrührt hat, binden.

Die Suppe eventuell noch einmal kurz mixen, sodass sie schaumig wird. Abschließend mit frisch gerissenem Kren abschmecken und mit gehackter Petersilie bestreuen.

	kcal	Eiweiß	Fett	KH	Bst	BE
1 Portion	125	3 g	7 g	9 g	4 g	0

Alle Rezepte zu »Menü 3« und noch viele mehr finden Sie in »Ein Kochtopf voll Gesundheit«

BUCHTIPP

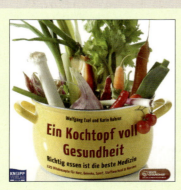

Wolfgang Exel
Karin Rohrer
Ein Kochtopf voll Gesundheit
Richtig essen ist die beste Medizin

192 Seiten, farbig, Hardcover
ISBN 978-3-7088-0484-2
EUR 24,95 / www.kneippverlag.com

Gebratenes Zanderfilet auf saftigem Lauchreis

ZUTATEN FÜR 2 PERSONEN:

2 Zanderfilets (à ca. 150 g)
Zitronensaft
weißer Pfeffer
Salz
1 EL Dinkelvollkornmehl
1 EL Rapsöl

100 g Dinkelreis (roh gewogen)
1 Zwiebel
Nelken
Salz
1 Stange Lauch
100 ml Weißwein
Petersilie

Die Zanderfilets mit Zitronensaft und Pfeffer marinieren. Vor der Zubereitung den Fisch ein wenig salzen und in Vollkornmehl wenden.

Die Vollkornmehlhülle leicht andrücken und anschließend den Fisch in einer (beschichteten) Pfanne in wenig Öl beidseitig braten.

Den Reis in der doppelten Menge an Wasser mit einer mit Nelken gespickten Zwiebel garen. Den Lauch in feine Ringe schneiden, in etwas Öl abrösten, mit Wein aufgießen und zusammen mit den Gewürzen unter den Reis mengen.

	kcal	Eiweiß	Fett	KH	Bst	BE
1 Portion	465	40 g	10 g	53 g	5 g	4

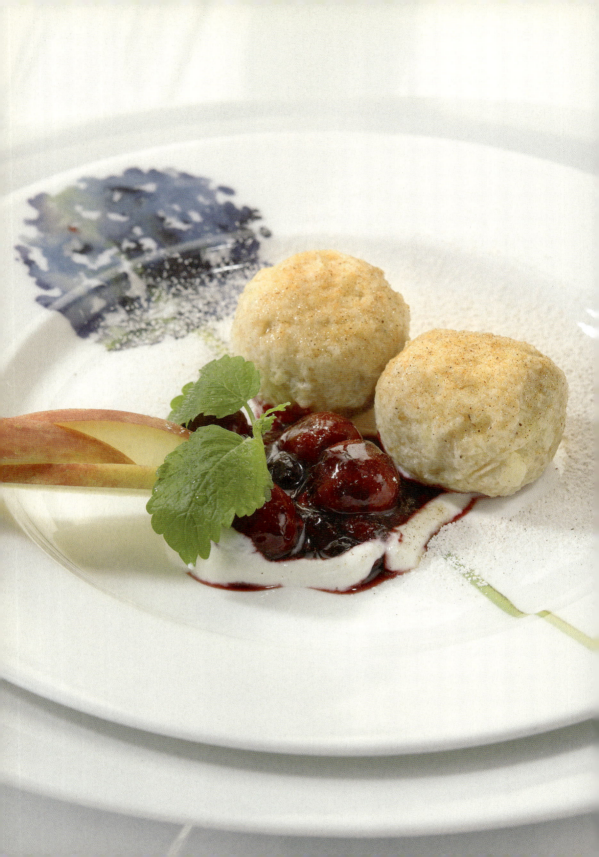

Apfel-Topfenknödel

ZUTATEN FÜR 4 PERSONEN:

200 g Äpfel
Zitronensaft
200 g Magertopfen
2 Eier
80 g Semmelbrösel
90 g Vollkorngrieß
flüssiger Süßstoff
Zimt

Äpfel grob reiben und mit Zitronensaft beträufeln. Magertopfen, Eier, Äpfel, Brösel, Vollkorngrieß sowie Süßstoff und Zimt in einer Schüssel zu einer Masse verarbeiten und mindestens 20 Minuten durchziehen lassen. 8 Knödel formen und in Salzwasser ca. 20 Minuten leicht wallen lassen. Knödel mit Zimt bestreuen und servieren.

	kcal	Eiweiß	Fett	KH	Bst	BE
1 Portion	260	15 g	4 g	40 g	4 g	3

TIPP

Nach Belieben kann ein Fruchtmus dazugereicht werden (Broteinheiten beachten). Hierfür 250 g Früchte (z. B. Erdbeeren) pürieren, mit Zitronensaft und Süßstoff abschmecken, gleichmäßig auf 4 Tellern verteilen und mit Joghurt verzieren. Apfel-Topfenknödel auf dem Fruchtspiegel anrichten.

Heringssalat mit Apfel und Kartoffeln

Menü 4

ZUTATEN FÜR 4 PERSONEN:

600 g festkochende Kartoffeln
100 ml Gemüsebrühe (Gemüsesuppe)
Saft von 1/2 Zitrone
1 TL Bio-Zitronenschale
Muskat
2 EL saure Sahne (Sauerrahm)
250 g Joghurt (1 % Fett)
Salz
Pfeffer
4 Bismarckheringfilets à 80 g
1 großer, saftiger, säuerlicher Apfel, ungeschält, kleine Würfel
1 Essiggurke, fein gehackt
1 rote Zwiebel, fein gehackt

Kartoffeln in der Schale weich dämpfen, abziehen und in kleine Würfel schneiden. Kartoffeln mit Gemüsebrühe, Zitronensaft, Zitronenschale und Muskat vermischen und etwas durchziehen lassen.

Saure Sahne und Joghurt glatt rühren. Dressing mit Salz und Pfeffer abschmecken.

Kartoffeln, Hering, Apfel, Essiggurke und Zwiebeln mit dem Dressing vermischen. Salat mit Zitronensaft, Salz und Pfeffer abschmecken.

	kcal	Eiweiß	Fett	KH	Chol
1 Portion	312	18 g	12 g	33 g	62 mg

Alle Rezepte zu »**Menü 4**« und noch viele mehr finden Sie in »Die schlanke Küche«

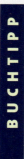

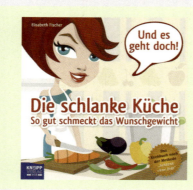

Elisabeth Fischer
Die schlanke Küche
So schmeckt das Wunschgewicht

192 Seiten, farbig, Hardcover
ISBN 978-3-7088-0483-5
EUR 19,95 / www.kneippverlag.com

Joghurt-Grießauflauf mit Heidelbeeren und Erdbeersoße

ZUTATEN FÜR 4 PERSONEN:

400 ml fettarme Milch
120 g Grieß
20 g brauner Zucker
2 Päckchen Naturvanillezucker
1/2 TL Zimt
2 Eier
200 g Joghurt (1 % Fett)
4 EL Zitronensaft
abgeriebene Schale von
1 Bio-Zitrone
2 Eiweiß
Salz
1 TL Butter
200 g Heidelbeeren
(auch tiefgekühlt)

Die Milch zum Kochen bringen. Grieß, Zucker, Naturvanillezucker und Zimt einrühren. Unter Rühren einen dicken Grießbrei kochen. Brei vom Herd nehmen. Eier, Joghurt, Zitronensaft und Zitronenschale glatt rühren, unter den Grießbrei mischen. Die Masse abkühlen lassen.

Backofen auf 200 °C vorheizen. Eiweiß mit einer Prise Salz steif schlagen. Eischnee unter die Grießmasse heben. Eine Auflaufform dünn mit der Butter ausstreichen. Die Hälfte der Grießmasse einfüllen. Mit Heidelbeeren bestreuen. Die restliche Grießmasse darauf verstreichen. Den Auflauf im vorgeheizten Ofen 30 Minuten backen. Die Erdbeersoße dazureichen.

Der Auflauf schmeckt warm und kalt, als Hauptgericht, aber auch als Dessert, dann reicht die Menge allerdings für 6–8 Portionen.

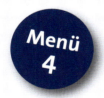

	kcal	Eiweiß	Fett	KH	Chol
1 Portion	305	15 g	7 g	43 g	122 mg

Erdbeerssoße:

300 g Erdbeeren, kleine Stücke
(auch tiefgekühlt)
100 ml Orangensaft
1 EL brauner zucker

Mit dem Mixstab Erdbeeren, Orangensaft und Zucker zu einer glatten Soße pürieren. Erdbeersoße unter Rühren erhitzen.

	kcal	Eiweiß	Fett	KH	Chol
1 Portion	45	1 g	0 g	9 g	0 mg

Tolle Rezepte, die in keinem ernährungsbewussten Haushalt fehlen sollten

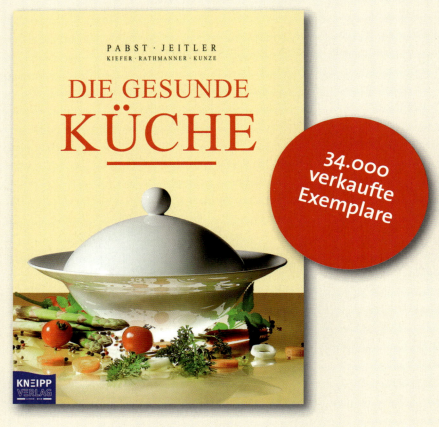

Pabst / Jeitler / Kiefer / Rathmanner / Kunze
Die gesunde Küche
480 Seiten, farbig, Hardcover mit Schutzumschlag
ISBN 978-3-7088-0015-8
EUR 19,95 / www.kneippverlag.com

Gesundheit & Genuss

130 Rezepte vom Küchenchef aus dem *****Thermenhotel »Steirerhof«

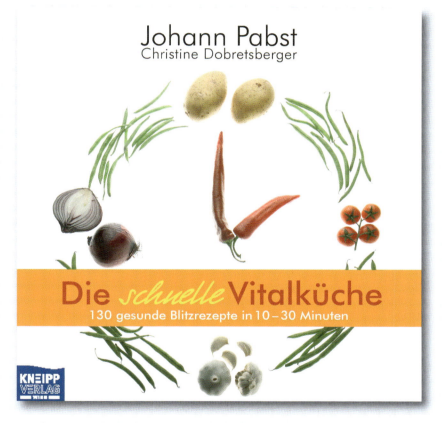

Johann Pabst / Christine Dobretsberger
Die schnelle Vitalküche
130 gesunde Blitzrezepte in 10 – 30 Minuten
180 Seiten, farbig, Hardcover
ISBN 978-3-7088-0456-9
EUR 19,90 / www.kneippverlag.com

Gesund und schlank auch nach der Kur

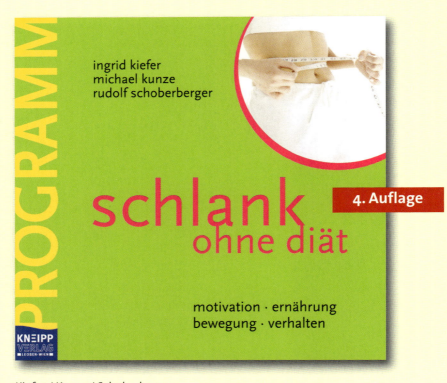

Kiefer / Kunze / Schoberberger
Schlank ohne Diät
Programm inkl. Praxishandbuch
216 Seiten, farbig, Hardcover
ISBN 978-3-7088-0389-0
EUR 24,90

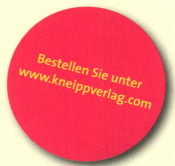

Bestellen Sie unter www.kneippverlag.com

Das neue Kochbuch nach der Methode «Schlank ohne Diät»

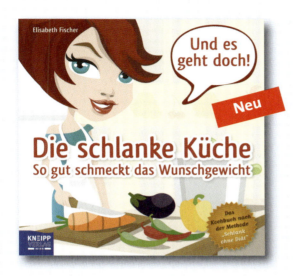

Elisabeth Fischer
Die schlanke Küche
So schmeckt das Wunschgewicht

192 Seiten, farbig, Hardcover
ISBN 978-3-7088-0483-5

EUR 19,95
www.kneippverlag.com

Richtig essen nach der Kur

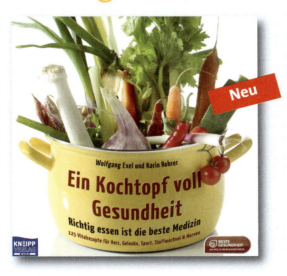

Wolfgang Exel / Karin Rohrer
**Ein Kochtopf
voll Gesundheit**
Richtig essen ist die beste Medizin

125 Vitalrezepte für Herz, Gelenke, Sport, Stoffwechsel & Nerven

192 Seiten, farbig, Hardcover
ISBN 978-3-7088-0484-2

EUR 24,95
www.kneippverlag.com

Erhältlich in den niederösterreichischen »Beste Gesundheit«-Betrieben

Pilzcremesuppe

Menü 5

ZUTATEN FÜR 4 PERSONEN:

300 g Austernpilze, Champignons oder Steinpilze
1 Zwiebel
1/2 EL Petersilie
1 EL Butter
2 EL Mehl
600 ml Gemüsesuppe
80 ml Obers
Salz, Pfeffer
1 Stück Schwarzbrot
(zum Garnieren)

Pilze putzen und blättrig schneiden. Klein geschnittene Zwiebel in Butter anschwitzen, Pilze dazugeben und mit Mehl stauben. Suppe zugießen und ca. 5 Minuten köcheln. Mit frischer Petersilie, Salz und Pfeffer abschmecken. Suppe mit gebähten Schwarzbrotwürfeln servieren.

	kcal	Eiweiß	Fett	KH	Bst	BE
1 Portion	160	5 g	7,5 g	17 g	1 g	1

BUCHTIPP

Alle Rezepte zu »Menü 5« und noch viele mehr finden Sie in »Ein Kochtopf voll Gesundheit«

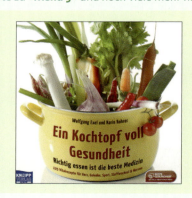

Wolfgang Exel
Karin Rohrer
Ein Kochtopf voll Gesundheit
Richtig essen ist die beste Medizin

192 Seiten, farbig, Hardcover
ISBN 978-3-7088-0484-2
EUR 24,95 / www.kneippverlag.com

Krautfleckerl

ZUTATEN FÜR 5 PERSONEN:

250 g Fleckerl (roh gewogen)
300 g Weißkraut, beliebig geschnitten
2 mittelgroße Zwiebeln
2 EL Öl
Prise Zucker
Salz, Pfeffer
Kümmel
Muskat
Petersilie

Die feinwürfelige Zwiebel goldgelb in Öl anrösten. Kraut beigeben, würzen und so lange rösten bis das Kraut weich ist. Man kann zwischendurch mit etwas Suppe oder Wasser untergießen, damit das Kraut schneller weich wird. Anschließend die gekochten Fleckerl mit der gehackten Petersilie unter das Kraut mischen und abschmecken.

	kcal	Eiweiß	Fett	KH	Bst	BE
1 Portion	240	7 g	6 g	40 g	5 g	3,5

TIPP

Man kann Krautfleckerl auch als Beilage – z. B. zu einem Schweinefilet – servieren.

Tiramisu einmal anders

ZUTATEN FÜR 8 PERSONEN:

1/2 l Milch
30 g Vanillepuddingpulver
3 Blatt Gelatine
250 g Magertopfen
1/2 Becher Joghurt (1 % Fett)
36 Biskotten
flüssiger Süßstoff
2 Tassen Kaffee
2 EL Rum
Kakaopulver

Puddingpulver in einigen Esslöffeln kalter Milch und dem Süßstoff verrühren, restliche Milch zum Kochen bringen und gelöstes Puddingpulver einkochen. Gelatineblätter einweichen, ausdrücken und im heißen Pudding auflösen. Topfen und Joghurt verrühren, zum Pudding hinzufügen und gut abschmecken.

Biskotten im Kaffee-Rum-Gemisch tränken und in die Form legen. Abwechselnd Creme und Biskotten aufschichten und mit Creme abschließen.

Mindestens 3 Stunden kühl stellen und mit Kakaopulver bestreut servieren.

Menü 5

1 Portion	kcal	Eiweiß	Fett	KH	Bst	BE
	170	10 g	3 g	25 g	1 g	2

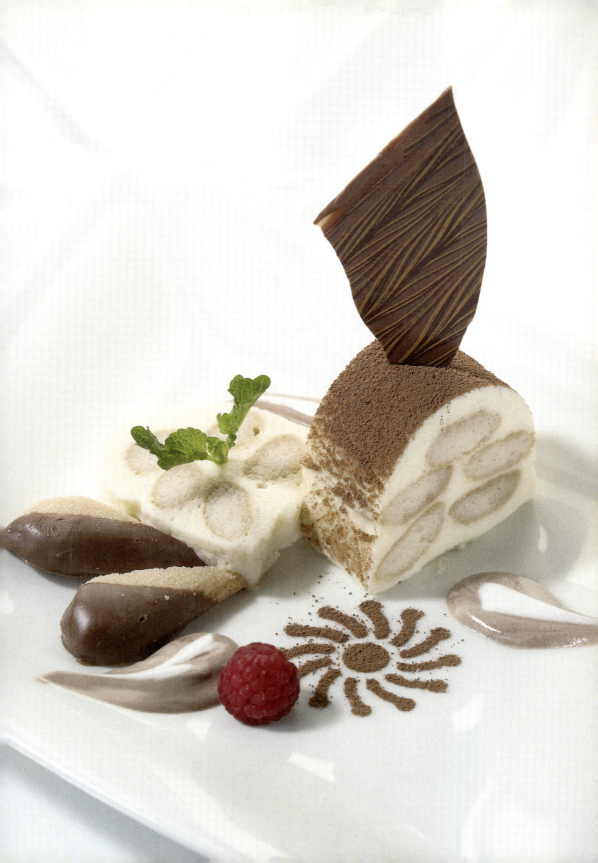

ANHANG / REZEPTE / **MENÜ 6**

Gazpacho-Drink

ZUTATEN FÜR 3 GLÄSER:

500 g reife Tomaten, kleine Stücke
1 EL Zwiebeln, fein gehackt
1 EL Weißbrot, zerkrümelt
1 TL Olivenöl
1/2 TL Sherry-Essig
200 ml kaltes Wasser
Salz
Chili
Eiswürfel

Mit dem Mixstab oder im Mixglas Tomaten, Zwiebeln, Weißbrot, Olivenöl, Essig und 200 ml Wasser fein pürieren.

Gazpacho-Drink mit Salz und Chili abschmecken, mit Eiswürfeln servieren.

	kcal	Eiweiß	Fett	KH	Chol
1 Portion	53	2 g	2 g	6 g	0 mg

TIPP

PIKANTER DURSTLÖSCHER
Erfrischt an heißen Tagen, sättigt und erfreut die Gäste auch statt Suppe oder Vorspeise.

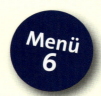

Spinatsalat mit Pilzen

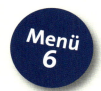

Menü 6

ZUTATEN FÜR 4 PERSONEN:

500 g Spinat
Salz
1 EL Olivenöl
2 Knoblauchzehen, feine Scheiben
250 g Champignons, dünne Scheiben
Saft von 1/2 Zitrone
2 Frühlingszwiebeln, feine Ringe
Pfeffer

Spinat mit etwas Salz in einen großen Topf geben. Zugedeckt bei guter Hitze 2 Minuten zusammenfallen und in einem Sieb abtropfen lassen. Spinat in mundgerechte Stücke schneiden.

Öl in einer großen Pfanne erhitzen. Knoblauch unter Rühren anbraten. Champignons dazugeben, unter Rühren 3 Minuten braten. Spinat untermischen, kurz erhitzen.

Spinat und Pilze in eine Schüssel geben, Zitronensaft und Frühlingszwiebeln untermischen. Salat mit Salz und Pfeffer abschmecken.

1 Portion	kcal	Eiweiß	Fett	KH	Chol
	61	5 g	3 g	3 g	0 mg

Alle Rezepte zu »**Menü 6**« und noch viele mehr finden Sie in »Die schlanke Küche«

BUCHTIPP

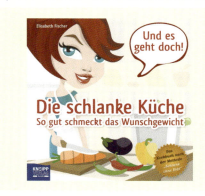

Elisabeth Fischer
Die schlanke Küche
So schmeckt das Wunschgewicht

192 Seiten, farbig, Hardcover
ISBN 978-3-7088-0483-5
EUR 19,95 / www.kneippverlag.com

Blitz-Spaghetti mit gebratenem Radicchio und Schafskäse

ZUTATEN FÜR 4 PERSONEN:

160 g Spaghetti
Salz
1 EL Olivenöl
1 rote Zwiebel, fein gehackt
2 Radicchio Treviso (ca. 300 g),
2 cm breite Streifen
Salz
4 große, geschälte Tomaten
(Dose), Stücke
1/2 TL Oregano
30 g Schafskäse (Feta),
fein zerbröselt
schwarzer Pfeffer,
grob gemahlen

Reichlich Salzwasser zum Kochen bringen, die Spaghetti darin bissfest kochen.

In dieser Zeit das Olivenöl in einer beschichteten Pfanne oder im Wok erhitzen. Die Zwiebeln darin zuerst bei milder Hitze weich dünsten, dann unter Rühren goldgelb braten.

Radicchio mit den Zwiebeln vermischen, mit Salz würzen, unter Rühren 2 Minuten braten. Der Radicchio soll gerade zusammenfallen. Radicchio aus der Pfanne nehmen und warm halten.

Tomaten in die Pfanne geben, mit Oregano würzen, leicht salzen und unter Rühren etwas einköcheln.

Die gut abgetropften Spaghetti mit den Tomaten vermischen. Radicchio und Schafskäse untermischen. Spaghetti mit Pfeffer abschmecken.

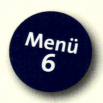

Menü 6

	kcal	Eiweiß	Fett	KH	Chol
1 Portion	410	16 g	9 g	64 g	7 mg

T I P P

ZUM BRATEN GEEIGNET: RADICCHIO TREVISO
Leicht zu erkennen an den länglichen, weinroten Blättern mit der breiten, weißen Innenrippe, ist Radicchio Treviso eine Spezialität aus dem Veneto. Mit seinem fein-herben Aroma schmeckt er im Salat, lässt sich grillen oder braten.

Trauben-Buttermilch-Muffins

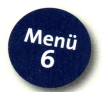

ZUTATEN FÜR 12 STÜCK:

Für die Förmchen:
2 TL flüssige Butter
2 EL Semmelbrösel (Paniermehl)

Muffins:
150 g feines Vollkornmehl
1/2 TL Backpulver
2 Eier
2 TL brauner Zucker
2 Päckchen Naturvanillezucker
150 ml Buttermilch
2 EL geschmolzene Butter
1 Eiweiß
Salz
150 g kleine, weiße Trauben

Backofen auf 190 °C vorheizen. Die Muffinförmchen dünn mit Butter ausstreichen und gut mit den Bröseln bestreuen. Das Mehl und das Backpulver in eine Rührschüssel sieben.

Mit dem Handmixer die Eier leicht verrühren. Zucker und Vanillezucker hinzufügen und alles kurz verrühren. Buttermilch und geschmolzene Butter dazugeben und alles gut verrühren. Die Eiermischung über das Mehl gießen. Alles rasch verrühren. (Zu langes Rühren macht die Muffins nur zäh.)

Das Eiweiß mit einer Prise Salz zu steifem Schnee schlagen. Den Schnee unter den Teig heben. Die Trauben untermischen. Den Teig sofort in die Muffinförmchen füllen. Muffins im vorgeheizten Ofen (mittlere Schiene) ca. 25 Minuten backen.

Muffins kurz in den Förmchen abkühlen lassen, aus den Förmchen lösen und auf einem Kuchengitter ganz auskühlen lassen.

1 Portion	kcal	Eiweiß	Fett	KH	Chol
	93	3 g	3 g	14 g	41 mg

TIPP

MEHR SAFTIG-FRUCHTIGE MUFFINS
Nach diesem Grundrezept auch leichte Muffins mit Himbeeren, Johannisbeeren oder Kirschen zubereiten.

ANHANG

Träger	Einrichtungen der Sozialversicherung und Vertragseinrichtungen	Beschwerden					Ortsgebundene Heilvorkommen											
		Stütz- und Bewegungsapparat	Stoffwechsel	Atemwegserkrankungen	Hauterkrankungen	Gefäße / Herz-Kreislauf	Akrato- und Mineralthermen	Eisenhaltige Wässer	Kohlensäuregas	Mineral(thermal)säuerlinge	Peloide (Moor, Schlamm, Erde)	Radonhaltige Wässer	Schwefelwässer & -thermen	Solen & Thermalsolen	Sulfatwässer	Heilstollen	Heilklima	Luftkurort
PVA	Sonderkrankenanstalt Aflenz 8623 Aflenz Kurort		x														x	x
PVA	Sonderkrankenanstalt Alland 2534 Alland	x	x															
PVA	Sonderkrankenanstalt Bad Aussee 8990 Bad Aussee	x	x								x			x	x		x	x
VE	Kurzentrum Bad Bleiberg 9530 Bad Bleiberg	x		x			x											
VE	Kurzentrum Ludwigstorff 2405 Bad Deutsch Altenburg	x				x							x					
VE	Kurzentrum Bad Eisenkappel 9135 Bad Eisenkappel	x			x							x						
VE	Gesundheitszentrum Bärenhof 5640 Bad Gastein	x										x				x		
VE	Gesundheitszentrum Wetzlgut 5640 Bad Gastein	x										x						
KFA	Kurheim Habsburgerhof 5640 Bad Gastein	x										x				x		
VE	Kurhotel Mirabell 5640 Bad Gastein	x										x				x		
VE	Kurtherme Badehospiz 5640 Bad Gastein	x										x				x		
SVB	Rheuma-Sonderkrankenanstalt Bad Gastein 5640 Bad Gastein	x										x				x		
VE	Kurhaus Bad Gleichenberg 8344 Bad Gleichenberg	x		x	x				x	x								

ANHANG

	Einrichtung											
VE	Klinikum Bad Gleichenberg, 8344 Bad Gleichenberg											
OÖGKK	Hanuschhof, 4822 Bad Goisern	x					x					
VE	Moorbad Großpertholz, 3972 Bad Großpertholz	x										
VE	Kurhotel Vitana, 4540 Bad Hall	x	x					x	x			
VE	Kurzentrum Bad Häring, 6323 Bad Häring	x	x			x		x				
VAEB	Gesundheitseinrichtung „Hohe Tauern", 5630 Bad Hofgastein	x							x			
VE	Kurzentrum Bad Hofgastein, 5630 Bad Hofgastein	x							x			
PVA	Sonderkrankenanstalt Bad Hofgastein, 5630 Bad Hofgastein	x							x			
VE	Gesundheitszentrum Hotel St. Georg, 5630 Bad Hofgastein	x							x			
PVA	Sonderkrankenanstalt Bad Ischl, 4820 Bad Ischl	x	x				x	x		x	x	
VE	Kurhotel Bad Leonfelden, 4190 Bad Leonfelden	x					x					
VE	Vitalhotel Heilbrunn, 8983 Bad Mitterndorf	x	x		x		x	x		x	x	
VE	Kurzentrum Hotel Triest, 8490 Bad Radkersburg	x		x	x	x						
VE	Kurzentrum Parktherme Bad Radkersburg, 8490 Bad Radkersburg	x	x		x	x						
VE	Thermalhotel Fontana, 8490 Bad Radkersburg	x			x	x						
VE	Thermenhotel Radkersburger Hof, 8490 Bad Radkersburg	x			x	x		x		x	x	
VE	Gesundheitszentrum Bad Sauerbrunn, 7202 Bad Sauerbrunn	x				x	x	x		x		x
PVA	Ambulatorium Kurhaus Bad Schallerbach, 4701 Bad Schallerbach	x	x							x	x	x
VAEB	Gesundheitseinrichtung Bad Schallerbach, 4701 Bad Schallerbach	x									x	x
OÖGKK	Kuranstalt Linzerheim, 4701 Bad Schallerbach	x								x	x	x

ANHANG

Träger	Einrichtungen der Sozialversicherung und Vertragseinrichtungen	Beschwerden					Ortsgebundene Heilvorkommen											
		Stütz- und Bewegungsapparat	Stoffwechsel	Atemwegserkrankungen	Hauterkrankungen	Gefäße / Herz-Kreislauf	Akrato- und Mineralthermen	Eisenhaltige Wässer	Kohlensäuregas	Mineral(thermal)säuerlinge	Peloide (Moor, Schlamm, Erde)	Radonhaltige Wässer	Schwefelwässer & -thermen	Solen & Thermalsolen	Sulfatwässer	Heilstollen	Heilklima	Luftkurort
PVA	Kurhaus Bad Schallerbach 4701 Bad Schallerbach	×											×					
PVA	Sonderkrankenanstalt Bad Schallerbach 4701 Bad Schallerbach	×											×					
SVB	Krankenanstalt Bad Schallerbach 4701 Bad Schallerbach	×											×					
BVA	Rehabilitationszentrum Austria 4701 Bad Schallerbach	×																
VE	Gesundheitsresort Königsberg 2853 Bad Schönau	×				×		×	×	×								
VE	Kurzentrum Bad Schönau 2853 Bad Schönau	×				×		×	×	×								
VE	Gesundheitsresort Bad St. Leonhard 9462 Bad St. Leonhard	×					×						×					
VE	Gesundheitsressort Bad Tatzmannsdorf 7431 Bad Tatzmannsdorf	×	×				×		×	×	×							
PVA	Sonderkrankenanstalt Bad Tatzmannsdorf 7431 Bad Tatzmannsdorf	×	×			×	×		×	×	×							
VE	Kurzentrum Bad Tatzmannsdorf 7431 Bad Tatzmannsdorf	×					×		×	×	×							
BVA	Therapiezentrum Rosalienhof 7431 Bad Tatzmannsdorf	×					×											
VE	Medizinisches Zentrum Bad Vigaun 5424 Bad Vigaun		×															
VE	Kurzentrum Bad Vöslau 2540 Bad Vöslau					×	×											

ANHANG

Kostenträger	Einrichtung	C1	C2	C3	C4	C5	C6	C7	C8	C9	C10	C11
VE	Gesundheitszentrum Sonntagsberg, 8271 Bad Waltersdorf								x			
VE	Moorbad Neydharting, 4654 Bad Wimsbach-Neydharting	x					x					
VE	Kurbetrieb Bad Zell, 4283 Bad Zell				x							
VE	Gesundheits- und Kurhotel Badener Hof, 2500 Baden	x								x	x	
NÖGKK	Rheuma-Sonderkrankenanstalt Baden, 2500 Baden									x	x	
VE	Klinikum Malcherhof Baden, 2500 Baden									x	x	
BVA	Kurhaus Baden, 2500 Baden									x	x	
VAEB	Gesundheitseinrichtung „Karl Hiesmayr", 2673 Breitenstein											
VE	Orthopädisches Krankenhaus Theresienhof, 8130 Frohnleiten											
VE	Vital-Zentrum Felbermayer, 6793 Gaschurn	x			x							
PVA	Sonderkrankenanstalt Hochegg, 2840 Grimmenstein	x	x									
PVA	Sonderkrankenanstalt Gröbming, 8962 Gröbming	x	x		x							
VE	Herz-Kreislaufzentrum Groß Gerungs, 3920 Groß Gerungs	x			x							
VE	Kurhotel St. Josef, 5422 Bad Dürrnberg	x	x			x						x x
VE	Kurhotel Leonardo, 3945 Hoheneich	x										
VE	Kurhotel Salzerbad, 371 Kleinzell	x	x		x							x
VE	Therme Nova Köflach, 8580 Köflach	x										
PVA	Sonderkrankenanstalt Laab im Walde, 2381 Laab im Walde	x			x							
VE	Gesundheitsresort Agathenhof, 9322 Micheldorf	x x			x							
VE	Moorheilbad Harbach, 3970 Moorbad Harbach	x					x					

ANHANG

Träger	Einrichtungen der Sozialversicherung und Vertragseinrichtungen	Beschwerden						Ortsgebundene Heilvorkommen										
		Stütz- und Bewegungsapparat	Stoffwechsel	Atemwegserkrankungen	Hauterkrankungen	Gefäße / Herz-kreislauf		Akrato- und Mineralthermen	Eisenhaltige Wässer	Kohlensäuregas	Mineral(thermal)säuerlinge	Peloide (Moor, Schlamm, Erde)	Radonhaltige Wässer	Schwefelwässer & -thermen	Solen & Thermalsolen	Sulfatwasser	Heilstollen	Heilklima	Luftkurort
VE	Heilstollen Oberzeiring 8762 Oberzeiring		×	×													×		
VE	Lebens.Resort Ottenschlag 3631 Ottenschlag	×																	
PVA	Sonderkrankenanstalt Saalfelden 5760 Saalfelden	×																	
VE	Moorbad im Kloster Schwanberg 8541 Schwanberg	×										×							
VE	Sanatorium Prim. Dr. Gerhard Rupp 4880 St. Georgen/Attergau	×																	
VE	Thermalbad Weissenbach 9412 St. Margarethen/Lavanttal	×	×		×	×		×				×							×
VE	Alpenmoorbad Strobl 5350 Strobl	×	×									×							
VE	Kurzentrum Bad Traunstein 3632 Traunstein	×	×	×								×							
VE	Kur- und Rehabilitationszentrum Althofen 9330 Treibach-Althofen	×						×											
VE	Kurzentrum Thermalheilbad Warmbad Villach 9504 Villach/Warmbad Villach	×	×		×	×						×		×					
VE	Kurhotel Weißbriach 9622 Weißbriach	×	×																
PVA	Sonderkrankenanstalt Weyer 3335 Weyer	×																	
VE	Gesundheitstherme Wildbad 9323 Wildbad	×		×															
VE	Kurhotel Windischgarstnerhof 4580 Windischgarsten	×																	×

Wertvolle Tipps bei Unverträglichkeit

Herta Kramer-Priesch
Dr. Ingrid Kiefer
Laktose – Fruktose
96 Seiten, farbig,
Softcover mit Klappen
ISBN 978-3-7088-0471-2
EUR 15,80
www.kneippverlag.com

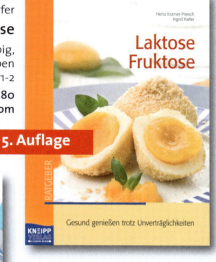

5. Auflage

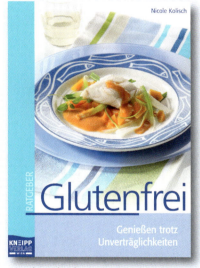

Nicole Kolisch
Glutenfrei
128 Seiten, farbig,
Softcover mit Klappen
ISBN 978-3-7088-0455-2
EUR 17,90
www.kneippverlag.com

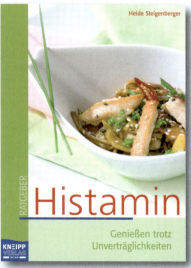

Heide Steigenberger
Histamin
128 Seiten, farbig,
Softcover mit Klappen
ISBN 978-3-7088-0471-2
EUR 17,95 / www.kneippverlag.com

Bildnachweis:

fotolia.de/James Steidl: Cover
Autorenbilder beigestellt: Vorwort, Umschlagrückseite
iStockphoto.com: S. 6, 7, 10, 12, 16, 18, 19, 22, 24, 25, 26, 28, 30, 33, 36, 37, 38, 40, 42, 43, 44, 46, 47, 48, 50, 52, 54, 56, 57, 61, 76, 78, 79, 82, 83, 84, 85, 86, 87
stockbyte: S. 8, 13, 34, 63, 93
Med. Universität Wien/Widhalm: S. 58
Kneipp-Verlag/Peter Barci: S. 64 – 75, 95, 106

Impressum:

Autoren: Dr. med. Rudolf Müller, Dr. med. Günther Wiesinger
Projektleitung: Mag. Eva Manhardt
Korrektorat: Mag. Waltraud Wetzlmair-Zechner
Cover: Werner Weißhappl
Graphische Gestaltung: Beatrix Kutschera, www.atelier21.at
Technische Betreuung: Johann Kutschera, www.atelier21.at
Druck: Theiss GmbH, A-9431 St. Stefan
Copyright: Kneipp-Verlag GmbH und Co KG, Lobkowitzplatz 1, A-1010 Wien
www.kneippverlag.com

ISBN: 978-3-7088-0481-1

1. Auflage, Juni 2010

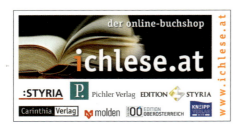